全国高等院校医学实验教学规划教材

护理学基础实验指导

主　编　颜文贞　王　萍

副主编　王　芳　黄秀凤

编　委　(按姓氏笔画排序)

王　芳(广东医学院护理学院)

王丽萍(广东医学院护理学院)

王　萍(广东医学院护理学院)

邹凌燕(山东大学护理学院)

陈丽卿(汕头大学医学院第二附属医院)

周　萍(广东医学院附属医院)

胡　燕(安徽医科大学护理学院)

黄秀凤(广东医学院护理学院)

韩俏英(广东医学院护理学院)

颜文贞(广东医学院护理学院)

科学出版社

北　京

内 容 简 介

《护理学基础实验指导》涵盖了临床护理人员必须掌握的 25 项护理技能操作,每项操作都附有目的要求、操作简程、检测题及评分标准。采用以评估、计划、实施、评价为主线的护理模式,将实践教学与护理程序、整体护理紧密联系,启发学生对临床护理问题的思考,培养学生分析问题、解决问题的能力。

本书的编写突出"以人为本"的宗旨,实用性强,不仅可为在校学生学习使用,也可作为各级医院对护理人员进行技能培训、考核的参考用书。

图书在版编目(CIP)数据

护理学基础实验指导 / 颜文贞,王萍主编 . —北京:科学出版社,2011.1
(全国高等院校医学实验教学规划教材)
ISBN 978-7-03-029965-9

Ⅰ. 护… Ⅱ.①颜… ②王… Ⅲ. 护理学-医学院校-教学参考资料 Ⅳ. R47

中国版本图书馆 CIP 数据核字(2011)第 005108 号

责任编辑:周万灏 / 责任校对:张凤琴
责任印制:李 彤 / 封面设计:黄 超

斜 学 出 版 社 出版
北京东黄城根北街 16 号
邮政编码: 100717
http://www.sciencep.com

北京凌奇印刷有限责任公司 印刷
科学出版社发行 各地新华书店经销
*
2011 年 1 月第 一 版 开本:787×1092 1/16
2022 年 1 月第十一次印刷 印张:9 1/2
字数:218 000

定价:36.00 元
(如有印装质量问题,我社负责调换)

总　序

　　随着 21 世纪经济与社会的发展,科学技术既向纵深发展、不断分化,又互相渗透、不断融合;同时,新兴学科与边缘学科的兴起、新技术的应用、信息量的剧增,对医学的发展产生了重大而深远的影响,这些必将促进医学教育的全面改革。实验教学作为高等教育的重要组成部分,是学生实践能力和创新能力培养的重要途径,其重要性已受到越来越广泛的关注。

　　目前,传统实验教学模式仍占主导地位,存在不少弊端和不足:以学科为基础构建的课程体系,忽略了生命科学的整体性、系统性;学科体系繁多,相互孤立,学科间联系不够;实验室分散,功能单一,设备重复购置,资源浪费,效率低下,调配困难;实验教学内容陈旧,手段落后,方式老化,实验内容以验证理论为主,缺少现代医学实验内容;医学生学习的积极性、主动性不强。这些明显滞后于现代医学的发展,影响教学质量,不利于大学生创新意识和实践能力的培训,难以培养出高素质、创新型的医学人才。如何改革传统的实验教学体系,培养具有创新精神、知识面广、动手能力强的新型医学人才,已成为当务之急。教育部、卫生部《关于加强医学教育工作,提高医学教育质量的若干意见》(教高〔2009〕4 号)明确提出"高等学校要积极创新医学实践教学体系,加强实践能力培养平台的建设。积极推进实验内容和实验模式的改革,提高学生分析问题和解决问题的能力",进一步明确了医学实验教学的重要性和改革的必要性。根据教育部文件精神,要对传统医学实验教学模式进行改革,最大限度地整合有限资源,优化重组教学实验室,依托相关学科优势,与学科建设相结合,构建开放共享的实验教学中心,力求突出和贯彻执行教育部提出的"三基"、"五性"和注重实用性的要求,以培养学生的探索精神、科学思维、实践能力和创新能力。构建新型的医学实验教学体系,要求我们从根本上改变实验教学依附于理论教学的观念,理论教学与实验教学要统筹协调,既有机结合又相对独立,建立起以能力培养为主线,分层次、多模块、相互衔接的实验教学体系。

　　以教学内容和课程体系改革为核心、培养高素质、创新型人才为目标,科学整合实验教学内容,打破既往学科框架,按新构建的科学体系,编写适合创新性实验教学体系的配套实验教材已显非常迫切。在科学出版社的大力支持下,《全国高等院校医学实验教学规划教材》编委会以广东医学院为主体,协同重庆医科大学、中山大学等全国 33 所高等医药院校相关专业的 167 名专家、教授共同编写了这套实验教学系列教材。全系列教材共 26 本,分别是《医学物理学实验》、《医用基础化学实验》、《医用有机化学实验》、《系统解剖学实验》、《医学机能学实验教程》、《病原生物学与医学免疫学实验》、《生物化学与分子生物学实验指导》、《病理学实习指南》、《计算机应用基础上机与学习指导》、《预防医学实习指导》、《卫生统计学实习指导》、《流行病学实习指导》、《临床营养学实习指导》、《营养与食品卫生学实习指导》、《毒理学基础实验指导》、《环境卫生与职业卫生学实习指导》、《健康评估实验指导》、《护理学基础实验指导》、《内科护理学实验指导》、《外科护理学实验指导》、《妇产科护理学实验指导》、《儿科护理学实验指导》、《药理学实验教程》、《药学实验指导》、《临床免疫学检验实验》、《核医学实验教程》。

　　本系列实验教学规划教材是按照教育部国家级实验教学示范中心的要求组织策划,根据专业培养要求,结合专家们多年实验教学经验,并在调研当前高校医药实验室建设的实际情况基础上编写而成,充分体现了各学科优势和专业特色,突出创新性。同时借鉴国外同类实验教材的编写模式,力求做到体系创新、理念创新。全套教材贯彻了先进的教育理念和教学指导思想,把握了各学科的总体框架和发展趋势,坚持了理论与实验结合、基础与临床结合、经典与现代结合、教学与科研结合,注重对学生探索精神、科学思维、实践能力的培养,我们深信这套教材必将成为精品。

　　本系列实验规划教材编写对象以本科、专科临床医学专业为主,兼顾预防、基础、口腔、麻醉、影像、药学、中药学、检验、护理、法医、心理、生物医学工程、卫生管理、医学信息等专业需求,涵盖全部医学生的医学实验教学。各层次学生可按照本专业培养特点和要求,通过对不同板块的必选实验项目和自选实验项目相结合修选实验课程学分。

　　由于医学实验教学模式尚存在地区和校际间的差异,加上我们的认识深度和编写水平有限,本系列教材在编写过程中难免存在偏颇之处,敬请广大医学教育专家谅解,欢迎同行们提出宝贵意见。

《全国高等院校医学实验教学规划教材》编写指导委员会

2010 年 6 月

前　言

护理学是一门实践性很强的应用性学科,护理技能操作是护理工作的基础,是临床实施护理措施的根本和保证。对护理学专业学生进行护理技能培训是教学过程的一个重要组成部分,是培养学生综合能力的重要环节。为保证护理技能操作质量,使学生成为适合现代医学和护理学发展需要的高级护理专业人才,我们以人的健康为中心,以护理程序为框架,编写了这本《护理学基础实验指导》。

本书的编写突出"以人为本"的宗旨,采用以评估、计划、实施、评价为主线的护理模式,将实践教学与护理程序、整体护理紧密联系,启发学生对临床护理问题的思考,培养学生分析问题、解决问题的能力。本书涵盖的 25 项操作均为临床护理人员必须掌握的基本技能,每项操作都附有操作简程,依托护理程序,以便学生在学习和应用时形成整体思路。

我们的目标是,通过技能培训使学生熟练掌握各项基础护理操作技能,牢固树立以患者为中心、为人类健康事业服务的思想和决心。应用娴熟的基础护理操作技术,扎实的护理理论知识,为患者提供优质服务。同时也为今后各专科护理知识的学习打下良好的基础,成为具备一定管理、教育、科研能力的实用型高级护理人才。

本书内容简明,步骤清晰,实用性强,不仅适合在校学生学习使用,也可作为各级医院对护理人员进行技能培训、考核的参考用书。

编　者

2010 年 12 月

目　　录

第一章 铺备用床、暂空床

第一节 目的要求

1. 熟悉铺备用床、暂空床的目的及要求。
2. 熟悉与铺床法有关的节力原理。
3. 掌握铺备用床、暂空床的方法。
4. 做到床铺平紧、美观、实用、安全,动作轻巧、准确,符合节力原则。

第二节 教学内容

一、目 的

1. 保持病室整洁。
2. 备用床准备接受新患者。
3. 暂空床供新入院患者或暂离床活动的患者使用。

二、操 作 方 法

(一) 评估

1. 病床是否完好、安全,床上用物是否洁净、齐全、适合季节需要。
2. 铺床时是否影响周围患者的治疗、进餐或休息。

(二) 计划

1. 预期结果
(1) 患者感觉舒适、安全,无并发症发生。
(2) 环境整洁、物品齐全。
2. 用物准备 床、床垫、枕芯、棉胎或毛毯、大单、被套、枕套,必要时备床褥、橡胶单和中单。

(三) 实施

操作流程:备物→移开床旁桌、椅(移桌距床旁 20cm、移椅距床尾 15cm)→用物置于椅上→翻转床垫→铺大单(先铺床头、后铺床尾、再铺床中部;顺序:A→B→C→D 角)(图 1-1、图 1-2)→套被套、系带、叠成被筒[备用床:两侧内折平床缘,尾端向下反折平床尾(图 1-3、图 1-4);暂空床:将备用床的盖被上端向内折 1/4,然后扇形三折于床尾,并使之平齐(图

1-5)]→套枕套(开口背门、平放床头)→床旁桌、椅归位。

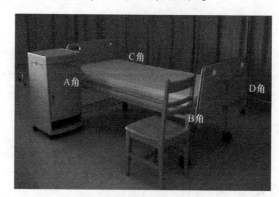

图 1-1 铺床顺序

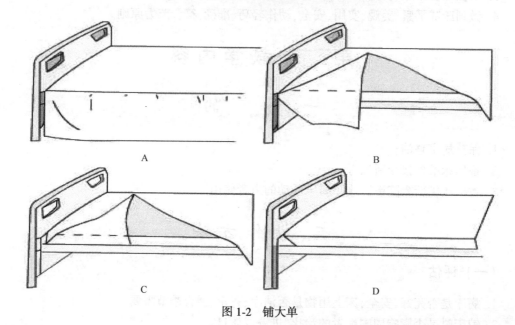

图 1-2 铺大单

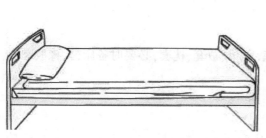

图 1-3 备用床

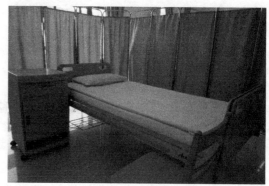

图 1-4 备用床

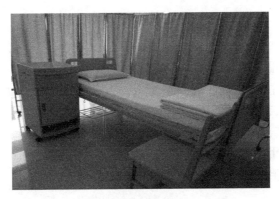

图 1-5 暂空床

操作流程	要点说明

备物
(1) 避免多次走动,节省体力
(2) 自上而下的摆放顺序:大单、被套、毛毯、枕套、枕芯

移开床旁桌、椅
(1) 移开床旁桌离床约 20cm
(2) 移椅至床尾正中,离床尾约 15cm
(3) 用物置于椅上

翻转床垫
避免床垫局部受压而凹陷

铺大单
(1) 铺大单顺序:先床头,后床尾;先近侧,后对侧
(2) 正确运用人体力学节省体力
(3) 铺床顺序:A→B→C→D 角

套被套、系带、叠成被筒
(1) 被套中线与床中线和大单中线对齐
(2) 棉胎上缘与被套上缘吻合、平整、充实
(3) 由近及远展开棉胎
(4) 备用床:两侧内折平床缘,尾端向下反折平床尾;暂空床:将备用床的盖被上端向内折 1/4,然后扇形三折于床尾,并使之平齐
(5) 铺暂空床可根据患者需要,铺橡胶单和中单

套枕套
(1) 枕头横置于床头盖被上,开口端背门
(2) 枕芯与枕套角、线吻合,平整、充实
(3) 床面整齐、美观

床旁桌、椅归位
保持病室整齐、美观

三、注意事项

1. 符合铺床的实用、耐用、舒适、安全的原则。
2. 大单中缝与床中线对齐,四角平整、紧扎。
3. 被套四角充实,盖被平整、两边内折对称。
4. 枕头平整、充实,开口背门。
5. 操作中正确运用人体力学的原理,方法正确,符合节力原则。
6. 患者进餐或做治疗时暂停铺床。

第三节 检测题

1. 如何利用人体力学指导操作?
2. 常用铺床法的种类和目的。

附:评分标准

项目	分值	内容	扣分细则	扣分
着装仪表	5	衣服、鞋帽、口罩符合要求 修剪指甲、洗手、戴口罩 态度认真、仪表稳重、举止大方	衣服、鞋帽、口罩不合要求各-1 未剪指甲、未洗手各-2 态度、仪表不合要求各-2	
用物准备	10	床、床垫、床褥、枕芯、棉胎或毛毯、大单、被套、枕套	缺一件-2 放置顺序零乱-2	
铺床前准备	4	备齐用物至床旁 移开床旁桌,距床20cm 移开床旁椅至床尾,距床尾15cm 用物按顺序放置椅上	少移一件-2 移动位置不当-2	
	3	翻转床垫 铺床褥(用物准备有床褥)	未翻床垫-2 补翻床垫-1 床褥未齐床头-1	
铺大单	5	铺大单:大单正面向上,中缝和床的中线对齐,先床头后床尾分别散开	大单放反-2 展开错误-2 中线偏离-3 顺序错误-2	
	5	右手将床头的床垫托起,左手过床头中线将大单塞于床垫下;在距床头30cm处向上提起大单边缘,使其同床边垂直	折角手法不正确-2	
	6	以床沿为界,将大单下半三角平整塞于床垫下,再将上半三角形翻下,塞于床垫下	一角不合要求-2	
	5	至床尾,拉紧大单,左手托床垫,右手握大单,同法铺好床角	大单不紧-5	
	4	沿床边拉紧大单中部边缘,双手掌心向上呈扇形将大单塞于床垫下	大单不平整-4	

项目	分值	内　容	扣分细则	扣分
铺大单	10	转至对侧,先床头后床尾,同法铺好大单	顺序错误-5 大单不平整、不紧扎-5	
套被套	4	套被套("S"形式) 被套正面向外,中线对齐,齐床头,平铺于床上,开口端的上层被套向上拉约1/3	被套放反-1 中线不齐-2 未齐床头-1	
	4	将"S"形折叠的毛毯(竖折三折,再按"S"形横折三折)放入被套开口处,拉毛毯上边至被套封口处对齐,再打开两边	毛毯折法错误-2 毛毯中线与被套中线对不齐-2	
	6	对好两上角,拉平系带,盖被上缘与床头齐	被头虚空-2 未齐床头-2 毛毯不平整-2	
	2	两边向内折成被筒与床沿平齐,尾端塞于床垫下	被套内外不整齐或有皱折各-2	
	4	转至对侧,先床头后床尾,同法折叠另一侧盖被	顺序错误-2 不整齐-2	
套枕套	4	套枕套:两手伸入枕套内(正面向内);抓住枕头两角翻出,系带	四角虚空-2 系错带-2	
	4	开口背门,放平 移回床旁桌、椅	枕头开口对门-2 未移桌、椅各-1	
整体质量	10	操作熟练,步骤正确 动作准确,轻巧敏捷 符合节力原则	熟练程度差、步骤混乱各-3 动作迟缓-3 不节力-4	
时间	5	全过程5分钟	每超1分钟-1	
			总扣分:	
			得分:	

第二章　铺麻醉床

第一节　目的要求

1. 熟悉麻醉床的适用范围。
2. 熟悉麻醉护理用物的准备和使用。
3. 掌握铺麻醉床的方法。
4. 做到床铺平紧、美观、实用、安全,符合节力原则。

第二节　教学内容

一、目　　的

1. 便于接受和护理麻醉手术后的患者。
2. 使患者安全、舒适,预防并发症。
3. 避免床上用物被污染,便于更换。

二、操 作 方 法

(一) 评估

1. 患者的病情、手术部位及麻醉方式。
2. 患者术后需要的抢救或治疗用物。
3. 用物是否清洁安全,病室环境是否适宜。

(二) 计划

1. 预期结果
(1) 病床便于接受和护理麻醉手术后的患者。
(2) 患者得到安全、舒适、实用、耐用的病床。
(3) 护理术后患者的用物齐全。
2. 用物准备
(1) 床上用物:大单、橡胶中单2、中单2、被套、毛毯、枕芯、枕套、别针2、床褥(必要时)。
(2) 麻醉护理盘用物1套:①治疗巾内:开口器、舌钳、通气导管、牙垫、治疗碗、氧气导管或鼻塞管、吸痰导管、棉签、压舌板、镊子、纱布;②治疗巾外:电筒、心电监护仪(血压计、听诊器)治疗巾、弯盘、胶布、护理记录单、笔、输液架、热水袋2。

（三）实施

操作流程：备物→移开床旁桌、椅→用物放椅上→翻转床垫→铺近侧大单→铺近侧橡胶单、中单→铺远侧大单→铺远侧橡胶单、中单→套被套、系带→将盖被三折叠于远门侧并与床沿齐→套好枕套，开口背门，横立于床头并用别针固定→床旁桌、椅归位→将护理盘置于床旁桌上→洗手。

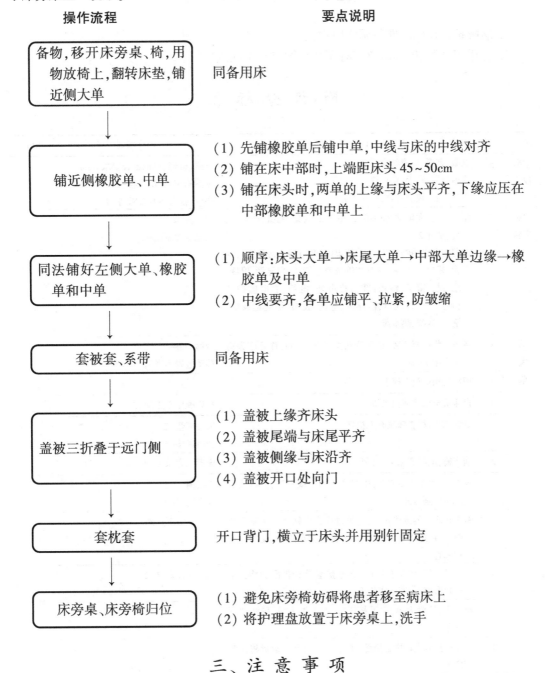

操作流程	要点说明
备物，移开床旁桌、椅，用物放椅上，翻转床垫，铺近侧大单	同备用床
铺近侧橡胶单、中单	(1) 先铺橡胶单后铺中单，中线与床的中线对齐 (2) 铺在床中部时，上端距床头45～50cm (3) 铺在床头时，两单的上缘与床头平齐，下缘应压在中部橡胶单和中单上
同法铺好左侧大单、橡胶单和中单	(1) 顺序：床头大单→床尾大单→中部大单边缘→橡胶单及中单 (2) 中线要齐，各单应铺平、拉紧，防皱缩
套被套、系带	同备用床
盖被三折叠于远门侧	(1) 盖被上缘齐床头 (2) 盖被尾端与床尾平齐 (3) 盖被侧缘与床沿齐 (4) 盖被开口处向门
套枕套	开口背门，横立于床头并用别针固定
床旁桌、床旁椅归位	(1) 避免床旁椅妨碍将患者移至病床上 (2) 将护理盘放置于床旁桌上，洗手

三、注 意 事 项

1. 病室内患者进餐或接受治疗时应暂停铺床。

2. 应用节力原理,姿势正确,层次分明,动作轻巧、迅速。

3. 铺麻醉床时应将全部被服换为清洁物品。

4. 被褥厚薄应根据季节及室温调节。

5. 根据术后患者病情需要,准备麻醉护理盘等观察抢救用物。

第三节　检　测　题

1. 麻醉护理盘内应准备哪些用物?

2. 备用床、暂空床和麻醉床有哪些相同点和不同点?

附:评 分 标 准

项目	分值	内　　　　　容	扣分细则	扣分
着装 仪表	5	衣服、鞋帽、口罩符合要求 修剪指甲、洗手、戴口罩 态度认真、仪表稳重、举止大方	衣服、鞋帽、口罩不合要求各-1 未剪指甲、未洗手各-2 态度、仪表不合要求各-2	
用物 准备	10	床上用物:大单、橡胶中单2、中单2、被套、毛毯、枕芯、枕套、别针2 麻醉护理盘用物1套:①治疗巾内:开口器、舌钳、通气导管、牙垫、治疗碗、氧气导管或鼻塞管、吸痰导管、棉签、压舌板、镊子、纱布;②治疗巾外:电筒、心电监护仪(血压计、听诊器)、治疗巾、弯盘、胶布、护理记录单、笔、输液架、热水袋2	缺一件-2 放置顺序零乱-2	
铺 大 单	4	备齐用物推至床旁,移开床头桌距床20cm,移开床旁椅距床尾15cm	少移一件-2 移动位置不当-2	
	2	用物按顺序放置椅上		
	3	自床头至床尾清扫床垫	扫床顺序不正确-2	
	3	翻转床垫,检查床屉有无损坏	未翻床垫-2 补翻床垫-1	
	2	铺床褥,上缘齐床头(必要时)	床褥未齐床头-1	
	4	铺大单:大单正面向上,中缝和床的中线对齐,先床头后床尾分别打开	中线偏离-3 顺序错误-2	
	3	右手将床头的床垫托起,左手过床头中线将大单塞于床垫下,在距床头30cm处向上提起大单边缘,使其同床边垂直	折角手法不正确-2	
	3	以床沿为界,将大单下半三角平整塞于床垫下,再将上半三角形翻下,塞于床垫下	一角不合要求-2	
	4	至床尾,拉紧大单,左手托床垫,右手握大单,同法铺好床角		
	3	沿床边拉紧大单中部边缘,双手掌心向上呈扇形将大单塞于床垫下		

续表

项目	分值	内　　容	扣分细则	扣分
铺橡胶单	3	根据手术部位铺橡胶单、中单,若腹部手术,铺第一块橡胶单、中单距床头45~50cm		
	3	齐床头铺另一块橡胶单、中单,下端压在中部橡胶单和中单上,拉平后将其一并塞入床垫下		
	10	转至对侧,先床头后床尾,同法铺好大单、橡胶单、中单	顺序错误-2 大单不平整-2 橡胶单、中单不平整各-2	
套被套	4	套被套:"S"形式 被套正面向外,中线对齐,齐床头,平铺于床上,开口端的上层被套向上拉约1/3	被套放反-1 中线不齐-2 未齐床头-1	
	4	将"S"形折叠的毛毯(竖折三折,再按"S"形横折三折)放入被套开口处,拉毛毯上边至被套封口处对齐,再打开两边	毛毯折法错误-2 毛毯中线与被套中线对不齐-2	
	4	对好两上角,拉平系带,盖被上缘与床头齐	被头虚空-2 未齐床头-2 毛毯不平整-2	
	4	两侧边缘内折与床垫齐,尾端向内折与床尾齐,盖被扇形三折折于距门远一侧床边	边缘未与床垫齐-2 盖被折叠错误-2	
套枕套	4	套枕套,开口背门,枕横立于床头	四角不充实-2 系错带-2 枕头放置错误-2	
整理用物	3	移回床旁桌,椅置于距门远侧床边,麻醉护理盘置于床旁桌上,其他用物置于妥善处	每放置错误一项-1	
整体质量	10	操作熟练,步骤正确 动作准确,轻巧敏捷 符合节力原则	熟练程度差、步骤混乱各-3 动作迟缓-3 不节力-4	
时间	5	全过程9分钟	每超1分钟-1	
			总扣分:	
			得分:	

第三章　卧床患者更换床单

第一节　目的要求

1. 熟悉卧床患者更换床单的目的和要求。
2. 掌握卧床患者更换床单的操作方法。
3. 做到动作轻稳、省时省力,注意安全、保暖、床平紧、整洁、美观。

第二节　教学内容

一、目　的

1. 保持病床的清洁,使患者感觉舒适。
2. 预防压疮等并发症的发生。
3. 保持环境整洁、美观。

二、适应证

用于卧床不起、病情允许翻身侧卧的患者。

三、操作方法

(一) 评估患者

1. 患者病情,意识状态,有无活动限制。
2. 患者心理状态,有无情绪反应和心理需求。
3. 床单位的清洁程度。
4. 患者皮肤的受压情况,有无各种导管、伤口、牵引等。
5. 患者的合作程度,是否愿意接受此项操作。
6. 病室环境、室内温度是否安全以及是否影响周围患者的治疗、休息或进餐。

(二) 计划

1. 预期结果
(1) 患者的病床能够保持整洁、美观。
(2) 患者感觉舒适,无压疮发生。
2. 用物准备(图3-1)　中单、被套、枕套、大单、扫床刷、扫床套、污衣袋,需要时备清洁衣裤。

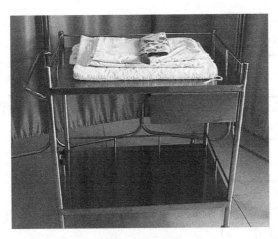

图 3-1　用物准备

(三) 实施

操作流程:评估→备物、解释、问需要→移床旁桌、椅→用物置于椅上→移枕至远侧→助患者翻身侧卧于远侧→松开近侧各层单→卷污中单,塞于患者身下→扫橡胶单并搭于患者身上→卷污大单压于患者身下→扫床垫→铺近侧大单→放下橡胶单,铺近侧、中单一并压于床垫下→移枕至近侧→助患者翻身卧于近侧→护士转至对侧→取出污中单→扫橡胶单并搭于患者身上→取出污大单→扫床垫→拉平大单、铺大单→放下橡胶单,铺中单一并压于床垫下→移枕于床头中部→助患者翻身平卧于舒适的卧位→松开盖被边缘及末端,解带→铺清洁被套→取出棉胎或毛毯,上 1/3 纵三折叠→套被套、充实并拉平→取污被套、扎带→换枕套→移回床旁桌、椅→感谢合作→整理用物。

操作流程　　　　　　　　　　　　　　要点说明

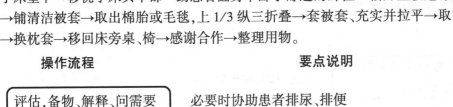

评估,备物、解释、问需要　　　　　　必要时协助患者排尿、排便

移床旁桌、椅,用物置于椅　　　　(1) 方便操作,动作要轻
上　　　　　　　　　　　　　　　　(2) 用物放置顺序合理

移枕至远侧,协助患者翻身　　　　患者卧位安全,必要时加床栏,防止坠床,冬天注意保
侧卧于对侧,背向护士　　　　　　　暖

松开近侧各层单,卷污中　　　　中单污染面向内卷,橡胶单搭于患者身上,清扫从上到
单,塞于患者身下,清　　　　　　　下,从内向外
扫橡胶单和床垫

铺近侧大单,放下橡胶单,拉紧,铺近侧橡胶单、中单 → 大单正面向上,中线对齐

移枕至近侧,助患者翻身卧于近侧 → 患者卧位安全,必要时加床栏,防止坠床,冬天注意保暖

护士转至对侧,取出污中单,扫橡胶单并搭于患者身上,取出污大单 → 从上到下取出污单,注意节力原则

扫床垫,拉平整大单、铺大单,放下橡胶单,拉平紧,铺胶中单 →
(1) 角绷紧,床单平整
(2) 注意节力原则

移枕于床头中部,协助患者翻身平卧于舒适的卧位 → 冬天注意保暖,避免受凉

松开盖被边缘及末端,解带,铺清洁被套 → 注意中线对齐

取出棉胎或毛毯,上 1/3 纵三折叠,套被套、充实并拉平 →
(1) 避免棉被接触患者皮肤,避免受凉
(2) 被头充满、平整,对齐中线

取污被套、扎带,换枕套 →
(1) 从上到下取出污单
(2) 患者保暖不受凉

移回床旁桌、椅,协助患者取舒适卧位,感谢合作,整理用物,洗手 →
(1) 床单位整齐,美观
(2) 被褥平、整、紧,无皱折

四、注意事项

1. 铺床要求舒适、平整、紧扎、安全、实用。
2. 操作中正确运用人体力学的原理,方法正确,符合节力原则。
3. 注意保护患者,避免受凉及坠床。
4. 污中单、大单污染面向内卷,注意扫净枕下及患者身下的渣屑。
5. 操作中护患沟通有效,满足患者身心需要。

第三节　检　测　题

1. 协助患者翻身时,如何确保患者安全?
2. 在更单时,应如何安置各种引流管及牵引等治疗措施?
3. 在操作中,护士应保持怎样的工作态度?

附:评分标准

项目	分值	内　容	扣分细则	扣分
着装仪表	5	衣服、鞋帽、口罩符合要求	衣服、鞋帽、口罩不合要求各-1	
		修剪指甲、洗手、戴口罩	未剪指甲、未洗手各-2	
		态度认真、仪表稳重、待人礼貌	态度、仪表不合要求各-2	
用物准备	10	大单、中单、被套、枕套、扫床刷、扫床套、污衣袋,需要时备清洁衣裤	缺一件-2 放置顺序零乱-2	
更换前准备	4	备齐用物按使用顺序叠好,推至患者床边,向患者解释,关好门窗	未解释-2 未准备环境-2	
	4	移开床头桌约20cm,置椅于床尾正中距床尾约15cm,用物置于椅上	少移一件-2 移动位置不当-2	
	2	松开床尾盖被,根据患者的需要协助使用便器、皮肤护理	少一项-2	
	5	协助患者向对侧翻身侧卧,枕移至对面半边,背向护士	翻身方法错误-3 侧卧不稳-2	
换大单	4	松开近侧各层被单,中单卷于患者身下,扫净橡胶单搭在患者身上,将大单卷入患者身下,自床头向床尾湿式清扫床褥	不卷-2 不扫-2	
	2	清洁大单中线与床中线对齐,大单对侧1/2塞于患者身下	大单放反-2 展开错误-2 中线偏离-3	
	6	铺好近侧床单(同备用床)	一角不合要求-2	
铺中单橡胶单	4	放平橡胶单,铺中单,对侧1/2塞于患者身下,将近侧橡胶单、中单一并塞于垫下	少一项-2	
	4	枕移至近侧,帮助患者翻身侧卧于近侧,面向护士	翻身方法错误-2 侧卧不稳-2	

续表

项目	分值	内 容	扣分细则	扣分
铺中单橡胶单	5	转至对侧,用污中单擦净橡胶单;橡胶单搭在患者身上,将污大单、中单放入护理车的污衣袋内;依次扫净橡胶单、床褥	少一项-2	
	6	依次将大单、橡胶单、中单逐层拉平铺好	少一项-2	
	2	移枕于正中,帮助患者平卧	卧位不舒适-2	
换被套	7	清洁被套正面向外,铺于盖被上;棉胎在污被套内竖折三折后再"S"形折于床尾,将棉胎套于清洁被套内,棉胎与被套吻合拉平	被头不充实-2 中线未对齐-2	
	3	撤除污被套,放入污衣袋内	少一项-3	
	6	盖被折被成筒,尾端塞于垫下,转至对侧同法铺好盖被	少一项-3	
换枕套	2	换枕套,一手托起患者颈部,另一手迅速取出枕头,更换枕套	少一项-2	
	2	协助患者取舒适卧位	卧位不舒适-2	
	2	整理用物,移回床旁桌、椅	桌、椅未归位-2	
整体质量	10	操作熟练,步骤正确 动作准确,轻巧敏捷 符合节力原则 关心患者,注意安全、保暖	熟练程度差、步骤混乱各-2 动作迟缓-2 不节力-4 不注意安全、保暖各-2	
时间	5	全过程15分钟	每超1分钟-1	
			总扣分:	
			得分:	

第四章 运送患者法

第一节 目 的 要 求

1. 熟悉各种运送患者法的目的和要求。
2. 掌握正确的运送患者的操作方法。
3. 做到动作轻稳、省力,注意安全、保暖,患者无病情变化和损伤。

第二节 教 学 内 容

一、目 的

1. 护送不能行走但能坐起的患者入院、出院、检查、治疗或室外活动。
2. 帮助患者下床活动,促进血液循环和体力恢复。

二、操 作 方 法

(一) 评估

1. 患者的体重、意识状态、病情与躯体活动能力。
2. 患者损伤的部位和理解合作程度。
3. 轮椅各部件的性能是否完好。
4. 平车性能是否良好。

(二) 计划

1. 预期结果
(1) 搬运轻、稳、准确,患者安全、舒适。
(2) 搬运过程中无病情变化,未造成损伤等并发症。
(3) 患者的持续性治疗未受到影响。
2. 用物准备
(1) 轮椅运送法:轮椅,根据季节可备毛毯、别针,需要时备软枕。
(2) 平车运送法:平车,平车上面置以被单和橡胶单包好的垫子和枕头,盖被,按需要准备木板及中单。

(三) 实施

操作流程:
1. 轮椅运送法 备物并检查性能、评估、解释、问需要→使椅背与床尾平齐,面向床头,翻起脚踏板,制动→天冷时置大衣或毛毯于椅上→扶患者坐起→协助患者穿衣及鞋袜下地

→护士站在轮椅后,双臂压住椅背→嘱患者扶着扶手,身体坐于椅座中部,抬头向后坐好→翻下脚踏板→脱鞋后让患者双脚置于其上→必要时披大衣或围毛毯→将床铺改为暂空床→观察患者→松闸→将患者推至目的地→下轮椅时将其推至床尾→制动,翻起脚踏板→协助患者起身、上床→协助脱去鞋子与保暖外衣→取舒适卧位,盖好盖被→观察病情→将轮椅推回原处。

操作流程	要点说明

上轮椅法:

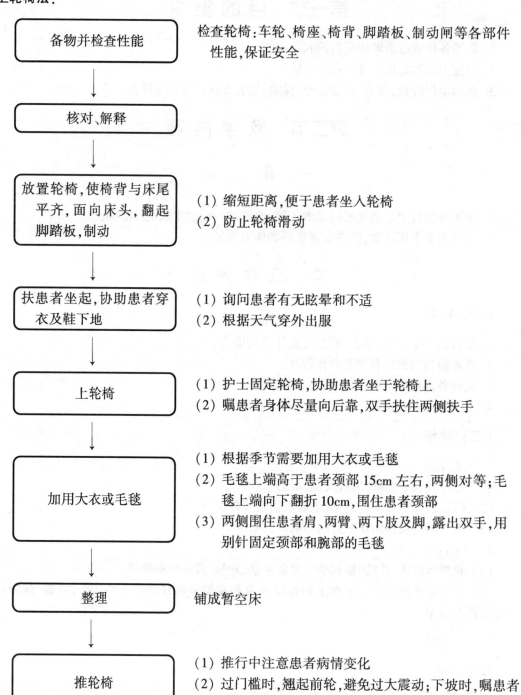

备物并检查性能

检查轮椅:车轮、椅座、椅背、脚踏板、制动闸等各部件性能,保证安全

核对、解释

放置轮椅,使椅背与床尾平齐,面向床头,翻起脚踏板,制动

(1) 缩短距离,便于患者坐入轮椅
(2) 防止轮椅滑动

扶患者坐起,协助患者穿衣及鞋下地

(1) 询问患者有无眩晕和不适
(2) 根据天气穿外出服

上轮椅

(1) 护士固定轮椅,协助患者坐于轮椅上
(2) 嘱患者身体尽量向后靠,双手扶住两侧扶手

加用大衣或毛毯

(1) 根据季节需要加用大衣或毛毯
(2) 毛毯上端高于患者颈部 15cm 左右,两侧对等;毛毯上端向下翻折 10cm,围住患者颈部
(3) 两侧围住患者肩、两臂、两下肢及脚,露出双手,用别针固定颈部和腕部的毛毯

整理

铺成暂空床

推轮椅

(1) 推行中注意患者病情变化
(2) 过门槛时,翘起前轮,避免过大震动;下坡时,嘱患者抓紧扶手,保证患者安全

下轮椅法：

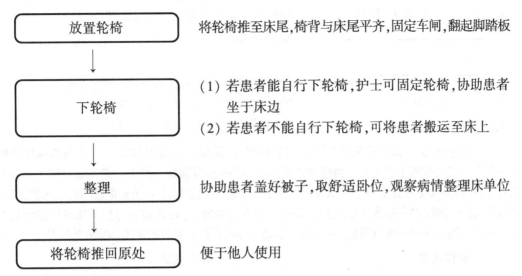

操作流程	要点说明
放置轮椅	将轮椅推至床尾,椅背与床尾平齐,固定车闸,翻起脚踏板
下轮椅	(1) 若患者能自行下轮椅,护士可固定轮椅,协助患者坐于床边 (2) 若患者不能自行下轮椅,可将患者搬运至床上
整理	协助患者盖好被子,取舒适卧位,观察病情整理床单位
将轮椅推回原处	便于他人使用

2. 挪动法 备物并检查性能、评估、解释、问需要→安置好导管→移桌椅→松盖被→平车紧靠床边→大轮靠床头,制动→护士站在平车外侧抵住平车→协助患者将上半身、臀部、下肢依次向平车挪动→在车上躺好,盖好盖被→拉起车挡→松闸→去目的地→回床时,制动→先移回下肢、臀部,再移回上肢→取舒适卧位。

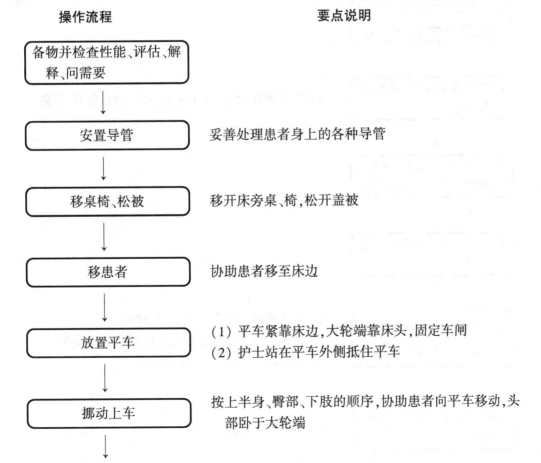

操作流程　　　　　　　　　　　**要点说明**

操作流程	要点说明
备物并检查性能、评估、解释、问需要	
安置导管	妥善处理患者身上的各种导管
移桌椅、松被	移开床旁桌、椅,松开盖被
移患者	协助患者移至床边
放置平车	(1) 平车紧靠床边,大轮端靠床头,固定车闸 (2) 护士站在平车外侧抵住平车
挪动上车	按上半身、臀部、下肢的顺序,协助患者向平车移动,头部卧于大轮端

操作流程	要点说明
用平车推送患者去目的地	（1）协助患者在平车上躺好 （2）用被单或盖被包裹患者，先足部，再两侧，头部盖被折成45°
挪动回床	（1）平车紧靠床边，大轮端靠床头，固定车闸 （2）护士站在平车外侧抵住平车制动 （3）先移回下肢、臀部，再移回上肢

3. 一人搬运法　备物并检查性能、评估、解释、问需要→安置好导管→平车头与床尾成钝角→制动→将盖被铺于平车上→将患者移至床边→协助患者屈膝→护士一臂自患者腋下伸入对侧肩部，一臂伸入患者臀下→患者双臂交叉于护士颈后并用力握住→托起患者→移近床缘，使患者身体向护士侧倾斜→移步将患者置于平车上在车上躺好，盖好盖被→将患者床单位铺为暂空床→拉起车挡→松闸→去目的地→回床时，制动→按原法将患者放回床上→取舒适卧位。

操作流程	要点说明
备物并检查性能、评估、解释、问需要，安置好导管	适用于体重较轻且病情允许的患者
平车头与床尾成钝角，制动，将盖被铺于平车上	
将患者移至床边，协助患者屈膝	注意节力原则：护士立于床边，两脚前后分开，屈膝
护士一臂自患者腋下伸入对侧肩部，一臂伸入患者臀下	
患者双臂交叉于护士颈后并用力握住	
托起患者，移步将患者置于平车上躺好，盖好盖被	（1）患者平卧于平车中央，避免碰撞 （2）将被子盖好，边缘向内翻折，使其整洁美观 （3）需要时拉起床挡，以保护患者
整理好患者床单位，铺暂空床	保持病室整齐、美观

4. 二人搬运法 备物并检查性能、评估、解释、问需要→安置好导管→平车头与床尾成钝角→制动→将盖被铺于平车上→护士甲、乙站于同侧→患者双手交叉于自己胸前→甲一手托起头、颈、肩,一手托起腰部;乙一手托起臀部,一手托起膝部→两人同时托起患者→移近床缘,使患者身体向护士侧倾斜→移步将患者置于平车上在车上躺好,盖好盖被→将患者床单位铺为暂空床→拉起车挡→松闸→去目的地→回床时,制动→按原法将患者放回床上→取舒适卧位。

操作流程	要点说明
备物并检查性能、评估、解释、问需要,安置好导管	适用于不能活动、体重较重的患者
平车头与床尾成钝角,制动,将盖被铺于平车上	
护士甲、乙、丙站于病床同侧,患者双手交叉于自己胸前	注意节力原则:护士两脚前后分开,屈膝
护士甲一手托起头、颈、肩,一手托起腰部;护士乙一手托起臀部,一手托起膝部	护士甲应使患者头部处于较高位置,减轻不适
两人同时托起患者,移近床沿,使患者身体向护士侧倾斜	(1) 保护患者,以免向对侧翻转 (2) 两人同时抬起患者,应保持平稳移动,减少意外伤害
托起患者,移步将患者置于平车上躺好,盖好盖被	(1) 患者平卧于平车中央,避免碰撞 (2) 将被子盖好,边缘向内翻折,使其整洁美观 (3) 需要时拉起床挡,以保护患者
整理好患者床单位,铺暂空床	保持病室整齐、美观

5. 三人搬运法　备物并检查性能、评估、解释、问需要→安置好导管→平车头与床尾成钝角→制动→将盖被铺于平车上→护士甲、乙、丙站于病床同侧→护士甲托头、颈、肩及胸部；乙托背、腰、臀；丙托膝、脚→三人同时托起患者→将患者移近床缘,使患者身体向护士侧倾斜→移步将患者置于平车上在车上躺好,盖好盖被→将患者床单位铺为暂空床→拉起车挡→松闸→去目的地→回床时,制动→按原法将患者放回床上→取舒适卧位。

操作流程	要点说明
备物并检查性能、评估、解释、问需要,安置好导管	适用于不能活动、体重超重的患者
平车头与床尾成钝角,制动,将盖被铺于平车上	
护士甲、乙、丙站于病床同侧,患者双手交叉于自己胸前	注意节力原则:护士两脚前后分开,屈膝
护士甲托头、颈、肩及胸部;乙托背、腰、臀;丙托膝、脚	护士甲应使患者头部处于较高位置,减轻不适
三人同时托起患者→将患者移近床沿,使患者身体向护士侧倾斜	(1) 保护患者,以免向对侧翻转 (2) 三人同时抬起患者,应保持平稳移动,减少意外伤害
托起患者,移步将患者置于平车上躺好,盖好盖被	(1) 患者平卧于平车中央,避免碰撞 (2) 将被子盖好,边缘向内翻折,使其整洁美观 (3) 需要时拉起床挡,以保护患者
整理好患者床单位,铺暂空床	保持病室整齐、美观

6. 四人搬运法　备物并检查性能、评估、解释、问需要→安置好导管→移桌椅→松盖被→平车紧靠床边→大轮靠床头,制动→护士甲、乙分别站于病床首、尾端,分别抬起患者的头、颈、肩及双腿→护士丙、丁分别站于病床及平车两侧,紧紧抓住中单四角→四人

同时托起患者→移步将患者置于平车上在车上躺好,盖好盖被→将患者床单位铺为暂空床→拉起车挡→松闸→去目的地→回床时,制动→按原法将患者放回床上→取舒适卧位。

操作流程	要点说明
备物并检查性能、评估、解释、问需要,安置好导管	适用于颈椎、腰椎骨折和病情较重的患者
移桌椅,松盖被,平车紧靠床边,大轮靠床头,制动	搬运骨折患者,平车上应放置木板,固定好骨折部位
护士甲、乙分别站于病床首、尾端,分别抬起患者的头、颈、肩及双腿	(1) 护士甲手掌向上托住患者两侧肩胛骨,前臂托住患者的颈部和头部 (2) 护士甲、乙托起患者时务必保持其头、颈、肩在一条直线上
护士丙、丁分别站于病床及平车两侧,紧紧抓住中单四角	(1) 护士丙、丁应尽量抓住中单靠近患者的部位 (2) 中单应能承受患者的体重
四人同时托起患者	搬运者应协调一致,搬运者甲应随时观察患者的病情变化
托起患者,移步将患者置于平车上躺好,盖好盖被	(1) 患者平卧于平车中央,避免碰撞 (2) 将被子盖好,边缘向内翻折,使其整洁美观 (3) 需要时拉起床挡,以保护患者
整理好患者床单位,铺暂空床	保持病室整齐、美观
拉起车挡,松开平车制动闸,推送者至目的地	(1) 推送患者时,护士应位于患者头部,随时注意患者病情变化 (2) 推行中,平车小轮端在前,转弯灵活;速度不可过快

三、注意事项

1. 搬运时注意动作轻稳、准确,确保患者安全、舒适。

2. 上、下坡时,患者头部应位于高处,减轻患者不适,并嘱患者抓紧扶手;保证患者安全,进、出门时,避免碰撞房门。

3. 颅脑损伤、颌面部外伤及昏迷患者,应将头偏向一侧。

4. 在运送患者时,应询问和观察患者有无眩晕、不适等表现。

5. 搬运过程中应注意患者有无病情变化,是否造成损伤等并发症。

6. 搬运过程中不要影响患者的持续性治疗。

第三节 检 测 题

1. 运送患者过程中,护士应如何利用人体力学原理在操作中节省体力消耗,并确保患者安全?

2. 用平车运送患者时,遇到上、下坡时,患者头部应在哪端,为什么?

3. 搬运过程中应注意患者哪些病情变化?

附:评分标准

轮椅运送法

项目	分值	内　　容	扣分细则	扣分
着装仪表	5	衣服、鞋帽、口罩符合要求	衣服、鞋帽、口罩不合要求各-1	
		修剪指甲、洗手、戴口罩	未剪指甲、未洗手各-2	
		态度认真、仪表稳重、待人礼貌	态度、仪表不合要求各-2	
用物准备	10	轮椅,根据季节可备毛毯、别针,需要时备软枕	缺一件-5	
坐轮椅前准备	4	轮椅背与床尾平齐,面向床头	少一项-2	
	4	固定刹车、翻起踏板	少一项-2	
	4	需要时将毛毯平铺于轮椅上,使毛毯上端高于患者肩部约15cm	不美观-2 不规范-2	
	6	扶患者坐起、穿衣、穿鞋	少一项-2	
坐轮椅	2	指导下床、坐轮椅方法		
	2	协助下床,观察反应,询问感受	少一项-1	
	4	安置患者坐轮椅方法:双手扶住椅子扶手,尽量往后坐并靠椅背	少一项-2	
	5	翻下踏板,脱鞋后双脚置于塌板上,必要时垫软枕(下肢浮肿、溃疡或关节疼痛患者)	不规范-5	
	4	包裹保暖、美观(坐姿安全合适、注意坐姿安全舒适、注意保暖)		
	4	鞋子装入椅背袋内	未装入-4	

续表

项目	分值	内 容	扣分细则	扣分
坐轮椅	4	整理床单元成暂空床	未整理-4	
	6	安全推患者外出并观察病情,询问感受(下坡时速度缓慢,护士身体后倾,控制速度;过门槛时翘起前轮,减少震动)	少一项-2	
下轮椅	3	指导下轮椅、上床方法		
	6	轮椅背与床尾平齐、制动、翻起脚踏板		
	4	协助下轮椅,上床		
	4	安置患者,取舒适体位		
	4	整理床单元		
整体质量	10	操作熟练,步骤正确	熟练程度差、步骤混乱各-3	
		动作准确,轻巧敏捷	动作迟缓-3	
		关心患者,注意安全、保暖	不注意安全、保暖各-2	
		应变能力强	不能灵活应变-2	
时间	5	全过程15分钟	每超1分钟-1	
			总扣分:	
			得分:	

挪动法

项目	分值	内 容	扣分细则	扣分
着装仪表	5	衣服、鞋帽、口罩符合要求	衣服、鞋帽、口罩不合要求各-1	
		修剪指甲、洗手、戴口罩	未剪指甲、未洗手各-2	
		态度认真、仪表稳重、待人礼貌	态度、仪表不合要求各-2	
用物准备	10	平车(上置以被单和橡胶单包好的垫子和枕头),带套的毛毯或棉被,必要时备氧气袋、输液架、木板和中单	缺一件-2	
检查	6	检查平车性能,将平车推至患者床旁,核对患者姓名、床号	少一项-2	
	4	检查导管有无脱落、受压或液体逆流	少一项-2	
搬运患者	4	移桌椅、松被	少一项-2	
	2	协助患者移至床边	少一项-2	
	12	平车紧靠床边,大轮端靠床头,固定车闸;护士站在平车外侧抵住平车	少一项-3	
	10	按上半身、臀部、下肢的顺序,协助患者向平车移动,头部卧于大轮端	错一项-2	
	5	协助患者在平车上躺好;用被单或盖被包裹患者,先足部,再两侧,头部盖被折成45°	少一项-1	
	4	整理好患者床单位,铺暂空床	少一项-2	
	4	拉起车挡,松开平车制动闸	少一项-2	
	10	推送患者至目的地;护士位于患者头部,随时注意患者病情变化;推行中,平车小轮端在前,转弯灵活;速度不可过快;上、下坡时,患者头部应位于高处,并嘱患者抓紧扶手	少一项-2	

续表

项目	分值	内 容	扣分细则	扣分
搬运患者	3	挪动回床:平车紧靠床边,大轮端靠床头,固定车闸	少一项-1	
	4	协助患者先移回下肢、臀部,再移回上肢取舒适卧位	颠倒-4	
	2	整理床单元	未整理-2	
整体质量	10	口述适用范围		
		操作熟练,步骤正确	熟练程度差、步骤混乱各-3	
		动作准确,轻巧敏捷	动作迟缓-3	
		关心患者,注意安全、保暖	不注意安全、保暖各-2	
		应变能力强	不能灵活应变-2	
时间	5	全过程15分钟	超一分钟-1	
			总扣分:	
			得分:	

一人搬运法

项目	分值	内 容	扣分细则	扣分
着装仪表	5	衣服、鞋帽、口罩符合要求	衣服、鞋帽、口罩不合要求各-1	
		修剪指甲、洗手、戴口罩	未剪指甲、未洗手各-2	
		态度认真、仪表稳重、待人礼貌	态度、仪表不合要求各-2	
用物准备	10	平车(上置以被单和橡胶单包好的垫子和枕头),被单	缺一件-5	
检查	6	检查平车性能,将平车推至患者床旁,核对患者姓名、床号,解释	少一项-2	
	4	检查导管有无脱落、受压或液体逆流	少一项-2	
一人搬运患者	8	将平车推至床尾,使平车头端与床尾成钝角,固定平车	少一项-2	
	4	将盖被松开,协助患者穿衣	少一项-2	
	4	将盖被平铺于平车上		
	6	搬运者立于床边,两脚前后分开,屈膝	不规范-3	
	3	将患者移至床边	未移-3	
	12	协助患者屈膝,一臂自患者腋下伸至肩部外侧,一臂伸入患者臀下,将患者双臂交叉于搬运者颈后	少一项-3	
	10	托起患者,移步转向平车,将患者平置于平车上,取舒适卧位,盖好被单	步伐不稳-2 少一项-2	
	4	整理好患者床单位,铺暂空床	未整理-4	
	9	拉起车挡,松开平车制动闸,推患者至目的地	少一项-3	
整体质量	10	操作熟练,步骤正确	熟练程度差、步骤混乱各-3	
		动作准确,轻巧敏捷	动作迟缓-3	
		关心患者,注意安全、保暖	不注意安全、保暖各-2	
		应变能力强	不能灵活应变-2	
时间	5	全过程5分钟	每超1分钟-1	
			总扣分:	
			得分:	

二人搬运法

项目	分值	内 容	扣分细则	扣分
着装仪表	5	衣服、鞋帽、口罩符合要求	衣服、鞋帽、口罩不合要求各-1	
		修剪指甲、洗手、戴口罩	未剪指甲、未洗手各-2	
		态度认真、仪表稳重、待人礼貌	态度、仪表不合要求各-2	
用物准备	10	平车(上置以被单和橡胶单包好的垫子和枕头)、被单	缺一件-5	
检查	6	检查平车性能,将平车推至患者床旁,核对患者姓名、床号,解释	少一项-2	
	4	检查导管有无脱落、受压或液体逆流	少一项-2	
二人搬运患者	8	将平车推至床尾,使平车头端与床尾成钝角,固定平车	少一项-2	
	4	将盖被松开,协助患者穿衣	少一项-2	
	4	将盖被平铺于平车上		
	6	两护士站立于病床同侧,协助患者双手交叉于胸前	不规范-3	
	15	一名护士一手托住颈肩部,另一手托住患者腰部。另一名护士一手托住患者臀部,另一手托住患者腘窝处使患者身体稍向护士倾斜	手位置错误-3 不倾斜-3	
	10	两名护士同时合力抬起患者,移步转向平车,将患者平置于平车上,取舒适卧位,盖好被单	不一起用力-2 患者未放稳-2 少一项-2	
	4	整理好患者床单位,铺暂空床	未整理-4	
	9	拉起车挡,松开平车制动闸,推患者至目的地	少一项-3	
整体质量	10	操作熟练,步骤正确	熟练程度差、步骤混乱各-3	
		动作准确,轻巧敏捷	动作迟缓-3	
		关心患者,注意安全、保暖	不注意安全、保暖各-2	
		应变能力强	不能灵活应变-2	
时间	5	全过程5分钟	每超1分钟-1	
			总扣分:	
			得分:	

三人搬运法

项目	分值	内 容	扣分细则	扣分
着装仪表	5	衣服、鞋帽、口罩符合要求	衣服、鞋帽、口罩不合要求各-1	
		修剪指甲、洗手、戴口罩	未剪指甲、未洗手各-2	
		态度认真、仪表稳重、待人礼貌	态度、仪表不合要求各-2	
用物准备	10	平车(上置以被单和橡胶单包好的垫子和枕头)、被单	缺一件-5	
检查	6	检查平车性能,将平车推至患者床旁,核对患者姓名、床号,解释	少一项-2	
	4	检查导管有无脱落、受压或液体逆流	少一项-2	

续表

项目	分值	内　　容	扣分细则	扣分
三人搬运患者	8	将平车推至床尾,使平车头端与床尾成钝角,固定平车	少一项-2	
	3	将盖被松开,协助患者穿衣,将盖被平铺于平车上	少一项-1	
	8	三名搬运者站立于病床同侧,两脚前后分开,屈膝;搬运者甲应使患者头部处于较高位置	不规范-2	
	14	协助患者双手交叉于胸前,搬运者甲托头、颈、肩及胸部;乙托背、腰、臀,丙托膝、脚	错一项-2	
	9	三人同时托起,先移近床沿再托起,使患者身体向护士侧倾斜	少一项-3	
	5	三人再次同时合力抬起患者,移步转向平车;将患者平稳置于平车上,取舒适卧位,盖好被单	少一项-1	
	4	整理好患者床单位,铺暂空床	未整理-4	
	9	拉起车挡,松开平车制动闸,推患者至目的地	少一项-3	
整体质量	10	操作熟练,步骤正确	熟练程度差、步骤混乱各-3	
		动作准确、轻巧敏捷	动作迟缓-3	
		关心患者,注意安全、保暖	不注意安全、保暖各-2	
		应变能力强	不能灵活应变-2	
时间	5	全过程5分钟	每超1分钟-1	
			总扣分:	
			得分:	

四人搬运法

项目	分值	内　　容	扣分细则	扣分
着装仪表	5	衣服、鞋帽、口罩符合要求	衣服、鞋帽、口罩不合要求各-1	
		修剪指甲、洗手、戴口罩	未剪指甲、未洗手各-2	
		态度认真、仪表稳重、待人礼貌	态度、仪表不合要求各-2	
用物准备	10	平车(上置以被单和橡胶单包好的垫子和枕头),帆布中单	缺一件-5	
检查	4	检查平车性能,将平车推至患者床旁,核对患者姓名、床号,解释	少一项-2	
	4	检查导管有无脱落、受压或液体逆流	少一项-2	
四人搬运患者	10	移开床旁桌椅,将床向外移出固定,使床头前能容纳一人距离,平车与床平行并紧靠床边,固定平车	少一项-2	
	6	将盖被松开,协助患者穿衣,将盖被平铺于平车上	少一项-2	
	9	协助患者翻身,在患者腰臀下铺中单,将患者双手置于胸前	少一项-2	
	16	一名护士站于床头,托住患者头部及颈肩部;第二名护士站于床尾,托住患者双腿;另两名护士分别站于床及平车两侧,紧握中单四角	错一项-4	
	8	四人合力同时抬起患者,轻置于平车上,取舒适卧位,为患者盖好被单	少一项-2	
	4	整理好患者床单位,铺暂空床	未整理-4	
	9	拉起车挡,松开平车制动闸,推患者至目的地	少一项-3	

续表

项目	分值	内　　容	扣分细则	扣分
整体质量	10	口述适用范围		
		操作熟练,步骤正确	熟练程度差、步骤混乱各-3	
		动作准确,轻巧敏捷	动作迟缓-3	
		关心患者,注意安全、保暖	不注意安全、保暖各-2	
		应变能力强	不能灵活应变-2	
时间	5	全过程5分钟	每超1分钟-1	
			总扣分:	
			得分:	

第五章 更换卧位

第一节 目的要求

1. 掌握协助患者移向床头法及协助患者翻身侧卧。
2. 做到态度认真,操作规范、熟练,爱护患者,保证患者安全。

第二节 教学内容

一、目的

(一)协助患者移向床头

1. 协助滑向床尾而不能自行移动患者移向床头,使之恢复正常而舒适的体位。
2. 满足患者的身心需要。

(二)协助患者翻身侧卧

1. 协助不能起床的患者更换卧位,使患者感觉舒适。
2. 满足治疗与护理的需要,如背部皮肤护理、更换床单或整理床单位。
3. 预防并发症,如压疮等。

二、适应证

(一)协助患者移向床头

1. 一人协助法　适用于轻症或疾病恢复期患者。
2. 二人协助法　适用于重症或体重较重的患者。

(二)协助患者翻身侧卧

1. 一人协助法　适用于体重较轻的患者。
2. 二人协助法　适用于重症或体重较重的患者。

三、操作方法

(一)评估

1. 患者病情、意识状态、躯体活动能力及体重。
2. 患者损伤的部位和理解合作程度。

3. 患者当前接受治疗措施以及伤口的情况。

（二）计划

预期结果

（1）操作动作轻、稳、准确,患者安全、舒适。

（2）更换卧位过程中未造成患者损伤等并发症发生。

（3）患者的持续性治疗未受到影响。

（三）实施

操作流程:

1. 协助患者移向床头　检查病床安全性、评估、解释、问需要→固定床轮→妥当的安置各种导管及输液装置→视病情放平床头支架或靠背架→枕横立于床头→嘱患者屈膝、双手握住床头栏杆→护士在患者协助下用力将患者重心顺势向床头移动(图 5-1)→放平枕→协助患者卧舒适的卧位→整理床铺→问需要、感谢合作。

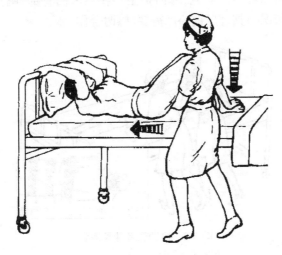

图 5-1　协助患者移向床头

操作流程	要点说明
检查病床安全性、评估、解释、问需要	
安置导管	妥善处理患者身上的导管(如各种引流管、输液管等)
摇平床头支架	（1）视病情放平床头支架或靠背架,松开盖被 （2）枕横立于床头

| 协助患者重心顺势向床头移动 | （1）嘱患者屈膝、双手握住床头栏杆
（2）护士一手固定双足，另一手托住患者的臀部
（3）在患者协助下用力将患者重心顺势向床头移动 |

↓

| 放平枕，协助患者卧舒适的卧位 | 评估患者卧位是否舒适，视需要摇高床头支架或摆放靠背架 |

↓

| 协助患者盖好被子，问需要、感谢合作 | |

2. 协助患者翻身侧卧　检查病床安全性、评估、解释、问需要→固定床轮→妥当地安置各种导管及输液装置→嘱患者仰卧、两手置于腹部→移患者卧靠护士侧床缘（图 5-2）→嘱患者屈膝→护士轻轻将患者转向对侧，背向护士→在患者的背部、胸前及两膝间垫上软枕→评估患者卧位舒适情况→整理床铺→问需要、感谢合作。

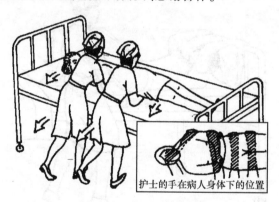

护士的手在病人身体下的位置

图 5-2　协助患者翻身侧卧

操作流程　　　　　　　　　　　要点说明

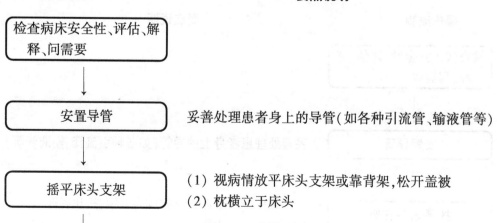

| 检查病床安全性、评估、解释、问需要 | |

↓

| 安置导管 | 妥善处理患者身上的导管（如各种引流管、输液管等） |

↓

| 摇平床头支架 | （1）视病情放平床头支架或靠背架，松开盖被
（2）枕横立于床头 |

↓

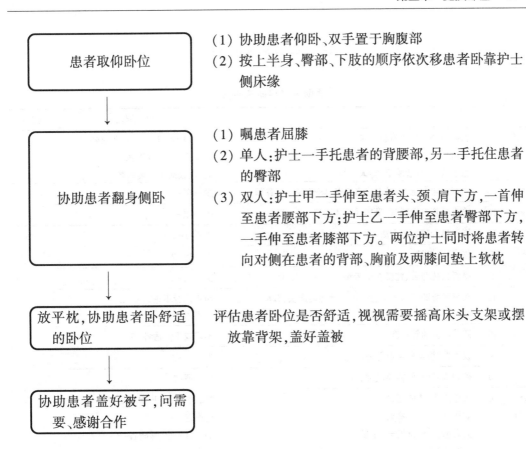

患者取仰卧位	（1）协助患者仰卧、双手置于胸腹部 （2）按上半身、臀部、下肢的顺序依次移患者卧靠护士侧床缘
协助患者翻身侧卧	（1）嘱患者屈膝 （2）单人:护士一手托患者的背腰部,另一手托住患者的臀部 （3）双人:护士甲一手伸至患者头、颈、肩下方,一首伸至患者腰部下方;护士乙一手伸至患者臀部下方,一手伸至患者膝部下方。两位护士同时将患者转向对侧在患者的背部、胸前及两膝间垫上软枕
放平枕,协助患者卧舒适的卧位	评估患者卧位是否舒适,视视需要摇高床头支架或摆放靠背架,盖好盖被
协助患者盖好被子,问需要、感谢合作	

四、注 意 事 项

1. 注意遵循节力原则。

2. 护士动作轻稳,避免对患者的拉、拽等动作,防止关节脱位,使者舒适、安全。

3. 协助患者翻身侧卧时,应注意保持脊椎平直,以维持脊柱的正确生理弯度,避免由于躯干扭曲,加重脊柱骨折、脊髓损伤和关节脱位。翻身角度不可超过60°,避免由于脊柱负重增大而引起关节突骨折。

4. 患者有颈椎损伤时,勿扭曲或者旋转患者的头部,以免加重神经损伤引起呼吸机麻痹而死亡。

5. 翻身时注意为患者保暖并防止坠床。

6. 准确记录翻身时间。

第三节 检 测 题

1. 协助患者更换各种卧位时,护士应如何利用人体力学原理在操作中节省体力消耗,并确保患者安全?

2. 为脊柱骨折、脊髓损伤和关节脱位患者更换卧位时应注意什么?

3. 为颈椎损伤分患者更换各种卧位时不能扭曲或者旋转患者的头部,为什么?

附：评分标准

协助患者移向床头法

项目	分值	内容	扣分细则	扣分
着装仪表	5	衣服、鞋帽、口罩符合要求	衣服、鞋帽、口罩不合要求各-1	
		修剪指甲、洗手、戴口罩	未剪指甲、未洗手各-2	
		态度认真、仪表稳重、待人礼貌	态度、仪表不合要求各-2	
检查	10	检查病床安全性，核对患者姓名、床号、评估、解释	少一项-2	
	10	检查导管有无脱落、受压或液体逆流	少一项-2	
协助患者移向床头	10	指导患者着力的方法	少一项-2	
	6	移桌椅、松被	少一项-2	
	6	患者去枕仰卧、枕横立于床头	少一项-2	
	10	在患者协助下用力将患者重心顺势向床头移动	两手位置不正确各-2 用力不确当-4	
	10	评估卧位的舒适度	不评或不舒适各-5	
	8	放平枕，根据所需取舒适卧位	少一项-2	
	10	整理床单位，问需要、感谢合作	少一项-2	
整体质量	10	操作熟练，步骤正确	熟练程度差，步骤混乱各-3	
		动作准确，轻巧敏捷	动作迟缓-3	
		关心患者，注意安全、保暖	不注意安全、保暖各-2	
		应变能力强	不能灵活应变-2	
时间	5	全过程10分钟	每超1分钟-1	
			总扣分：	
			得分：	

协助患者翻身侧卧法

项目	分值	内容	扣分细则	扣分
着装仪表	5	衣服、鞋帽、口罩符合要求	衣服、鞋帽、口罩不合要求各-1	
		修剪指甲、洗手、戴口罩	未剪指甲、未洗手各-2	
		态度认真、仪表稳重、待人礼貌	态度、仪表不合要求各-2	
检查	10	检查病床安全性，核对患者姓名、床号、评估、解释	少一项-2	
	10	检查导管有无脱落、受压或液体逆流	少一项-2	
环境准备	5	病室环境整洁舒适	少一项-2	
协助患者翻身侧卧	6	移桌椅、松被	少一项-2	
	10	帮助患者将枕头移向一侧，护士站于患者同侧，将患者平移至操作者同侧床旁	少一项-2	
	12	护士依据患者的病情，使头、颈、肩、腰、髋保持同一水平线，一起缓慢移动，将患者翻转至侧卧位	手位置不正确各-3 用力不确当-3	

项目	分值	内　　容	扣分细则	扣分
协助患者翻身侧卧	10	评估侧卧位的平稳性及舒适度	不平或不舒适各-5	
	6	将一软枕置于患者背部支持身体,另一软枕置于两膝之间,并使下腿伸直,上腿呈自然屈曲状,使患者卧位舒适	少一项-2	
	6	整理床单位,问需要、感谢合作	少一项-2	
	5	记录翻身时间及皮肤状况	少一项-2	
整体质量	10	口述适用范围 操作熟练,步骤正确 动作准确,轻巧敏捷 关心患者,注意安全、保暖 应变能力强	 熟练程度差,步骤混乱各-3 动作迟缓-3 不注意安全、保暖各-2 不能灵活应变-2	
时间	5	全过程10分钟	每超1分钟-1	
			总扣分:	
			得分:	

第六章　特殊口腔护理

第一节　目的要求

1. 熟悉特殊口腔护理的目的和适用对象。
2. 熟悉常用漱口溶液的临床应用。
3. 掌握特殊口腔护理的操作方法。
4. 做到动作轻柔,尊重爱护患者,患者感觉清洁、舒适。

第二节　教学内容

一、目　的

1. 保持口腔清洁、湿润,预防口腔感染等并发症。
2. 去除口臭、牙垢,增进食欲,保证患者舒适。
3. 观察口腔黏膜和舌苔的变化、特殊口腔气味,提供病情的动态信息。

二、适应证

高热、昏迷、危重、禁食、鼻饲、口腔疾患、术后、生活不能自理的患者。

三、常用的漱口溶液的临床应用

常用漱口溶液的临床应用见表6-1。

表6-1　常用漱口溶液临床应用

溶液	适应证
0.9%氯化钠溶液	清洁口腔
1%~3%H_2O_2溶液	防腐、防臭
0.02%氯己定(洗必泰)溶液	清洁口腔,广谱抗菌
0.02%呋喃西林溶液	清洁口腔,广谱抗菌
多贝尔溶液	轻度口腔感染
2%~3%硼酸溶液	抑菌
1%~4%$NaHCO_3$溶液	真菌感染
0.1%乙酸溶液	铜绿假单胞菌感染
0.08%甲硝唑溶液	厌氧菌感染

四、操 作 方 法

(一) 评估

1. 患者的一般情况 病情及口腔卫生状况。
2. 患者对口腔卫生保健知识的了解程度。
3. 患者配戴义齿状况。

(二) 计划

1. 预期结果
(1) 患者口腔清洁、无异味、口唇湿润。
(2) 患者及家属认识到口腔护理的重要性,并积极配合口护活动。
2. 用物准备 治疗碗(内盛含有漱口溶液的棉球15~17只、弯血管钳、镊子、压舌板),弯盘、吸水管、杯子、治疗巾、手电筒、张口器、石蜡油。

(三) 实施

操作流程:核对、解释→润唇、观察、漱口→擦洗牙齿:左外侧面(臼齿→门齿)→右外侧面(臼齿→门齿)→左上内侧面→左上咬合面→左下内侧面→左下咬合面→左颊部→同法擦洗右侧→擦洗硬腭、舌面、舌底→漱口→观察→根据口唇、口腔黏膜情况涂药→整理床单元→询问患者感受及需要,感谢合作→整理用物。

操作流程	要点说明
核对、解释	协助患者右侧卧位或头偏向操作者,治疗巾围于颌下及枕上,置弯盘于口角旁
润唇、观察、漱口	(1) 口角有干裂时先予以湿润上下口唇 (2) 嘱患者张口,观察口腔有无出血、溃疡、义齿,如有活动性义齿(假牙)应取并做好义齿的护理 (3) 嘱患者吸水漱口
擦洗牙齿各面及颊部	(1) 嘱患者咬合上下齿,用压舌板轻轻撑开颊部,以弯血管钳夹漱口溶液浸湿的棉球擦牙齿外侧面,沿牙齿纵向擦洗 (2) 昏迷患者使用张口器,用压舌板撑开患者的门齿,放入张口器,将张口器移向患者臼齿之间打开;取出张口器时,先闭合张口器,用压舌板撑开门齿,将张口器移向门齿取出,再取出压舌板

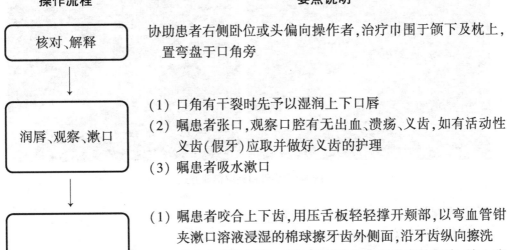

擦洗硬腭、舌面、舌底 → 嘱患者张口,以弯血管钳夹漱口溶液浸湿的棉球由内向外横向擦洗硬腭、舌面,由内向外擦洗舌底

漱口、观察 → 检查口腔,观察擦洗效果;溃疡处涂西瓜霜或锡类散,口唇干裂涂唇膏或石蜡油

整理床单元,询问患者感受及需要,感谢合作,整理用物

五、注意事项

1. 根据病情需要选择合适的漱口液。

2. 昏迷患者不可漱口,以免引起误吸。

3. 每次擦洗时,只能用弯血管钳夹取一个棉球,注意勿将棉球遗留在口腔内。棉球不过湿,防止因水分过多造成误吸。

4. 注意保护床单、枕头及患者的衣服不被浸湿。

5. 动作轻柔,血管钳夹取棉球时不可露出钳端,防止口腔黏膜损伤各面及颊部(图6-1)。

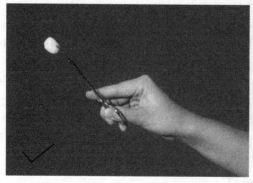 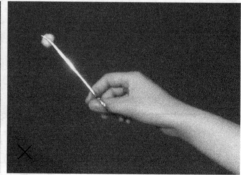

图6-1　血管钳夹取棉球方式

6. 患者佩带义齿时应做好义齿护理。

7. 操作中注意关心患者,与患者有效沟通。

8. 一套物品仅供一个患者使用,以免交叉感染。

第三节　检测题

1. 进行口腔护理时应怎样选择漱口液?

2. 为昏迷患者进行特殊口腔护理时应注意哪些事项?

附:评分标准

项目	分值	内 容	扣分细则	扣分
着装仪表	5	衣服、鞋帽、口罩符合要求 修剪指甲、洗手、戴口罩 态度认真、仪表稳重、待人礼貌	衣服、鞋帽、口罩不合要求各-1 未剪指甲、未洗手各-2 态度、仪表不合要求各-2	
用物准备	10	治疗碗(内盛含有漱口溶液的棉球15~17只、弯血管钳、镊子、压舌板)、弯盘、吸水管、杯子、治疗巾、手电筒、张口器、石蜡油	缺一件-2 放置顺序零乱-2	
患者准备	2	备齐用物至床旁,向患者解释	未解释-2	
	3	取侧卧或平卧头偏向一侧,面向护士	体位不当-3	
	3	取治疗巾围于颈下及枕上,弯盘置于口角边	少一项-1	
	5	口唇干裂时用湿棉签先湿润口唇,检查患者口腔黏膜及齿,取出义齿	未润唇-2 未检查-2 义齿未取出-2	
	4	协助患者用吸水管吸温开水漱口	未漱口-4	
擦洗牙面	5	嘱患者咬合上下牙齿,压舌板撑开左侧颊部	压舌板使用错误-2	
	8	用血管钳夹取棉球,沿牙齿纵向擦洗牙齿外侧面(由内向外擦向门齿),同法擦洗右侧牙齿的外侧面	血管钳使用错误-4 未更换棉球-2 棉球未夹紧-2	
	8	依次擦洗左侧上牙内侧面、上咬合面、下牙内侧面、下咬合面 以弧形擦洗左侧颊部	擦洗顺序混乱-4 棉球过干或过湿-2 遗漏部位-2	
	8	同法擦右侧上牙内侧面、上咬合面、下牙内侧面、下咬合面 以弧形擦洗右侧颊部	清洁棉球和污染棉球不分-3	
	5	擦洗硬腭及舌面、舌底	遗漏部位-2	
	5	以弧形擦洗左、右侧颊部	擦洗方法错误-2	
漱口检查	4	协助患者用吸水管吸温开水漱口	未漱口-4	
	2	撤去弯盘及治疗巾	少撤一项-1	
	4	用手电筒检查口腔是否干净,溃疡者涂口腔溃疡散,口唇干裂者涂石蜡油	未检查口-4	
	4	安置患者取舒适卧位,整理床单元,清理用物	未整理-4 用物处理不当-2	
整体质量	10	操作熟练,步骤正确 动作准确,轻巧敏捷 态度友好,语言规范 患者感觉舒适	熟练程度差、步骤混乱各-3 动作迟缓-3 态度生硬、沟通欠缺各-2	
时间	5	全过程10分钟	每超1分钟-1	
			总扣分:	
			得分:	

第七章 床上洗发

第一节 目的要求

1. 熟悉床上洗发的目的。
2. 熟悉与床上洗发法有关的节力原理。
3. 掌握床上洗发的操作方法。
4. 做到动作轻柔,省时省力,尊重关心患者,患者感觉清洁、舒适。

第二节 教学内容

一、目的

1. 去除头皮屑及污物,清洁头发,减少感染机会。
2. 按摩头皮,促进头部血液循环及头皮的生长代谢。
3. 促进患者舒适,增进身心健康,建立良好的护患关系。

二、适应证

适应于制动、活动受限及身体过于衰弱的患者,如使用石膏、牵引或必须卧床等而不法自行沐浴的患者。

三、操作方法

(一) 评估

1. 患者的一般情况:病情及头发卫生状况。
2. 患者头皮完整度及头发营养状况。
3. 患者对头发卫生保健知识的了解程度。

(二) 计划

1. 预期结果
(1) 除去污秽和脱落的头屑。
(2) 头发清洁,无异味感觉舒适,心情愉快,无并发症。
2. 用物准备(图 7-1) 治疗车上置橡胶马蹄形垫或洗头器(图 7-2)、小橡胶单、大毛巾、中毛巾、洗发液、电吹风、水杯、弯盘(内盛纱布 2 块、棉球 2 只、梳子、擦子、夹子、胶布、剪刀)、水枕(必要时);治疗车下层置热水桶(内盛43～45℃热水或按患者习惯调制)、污水桶、弯盘。

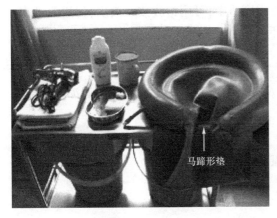

图 7-1　用物准备

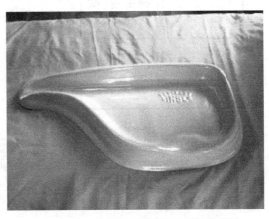

图 7-2　洗头器

(三) 实施

操作流程:查对、解释,问需要→调节室温→移开床旁桌→协助患者卧于远侧→解领扣,衣领向内反折→放置洗头盘,铺中毛巾于洗头盘边缘→协助患者斜卧,头置于洗头盘内,颈下垫小软枕→铺小橡胶单、大毛巾于枕上→用棉球塞双耳,纱布遮双眼并用胶布固定→梳头、湿发,涂抹洗发液→揉搓(额部、顶部、颞部、枕部)→用热水冲洗头发→反复揉搓、冲洗,至洗净为止→挤出积水→取下遮眼纱布及塞耳棉球→用中毛巾包头→助患者睡于枕上→取走洗头盘→擦干脸部水珠→用中、大毛巾擦头→吹干头发→梳理头发→整理床单位,感谢合作→整理用物、环境。

操作流程	要点说明
核对、解释、问需要	询问患者是否需要排尿、排便
调节室温	关好门窗、调节适当室温,遮挡患者
安置卧位	(1) 先协助患者卧于远侧,解领扣,衣领向内反折;放置洗头盘,铺中毛巾于洗头盘边缘;协助患者斜卧,头置于洗头盘内,颈下垫小软枕 (2) 评估患者舒适度
洗头前准备	铺小橡胶单、大毛巾于枕上以防弄湿枕;用棉球塞双耳,防止操作中水流入耳部,纱布遮双眼防止操作中水流入眼部

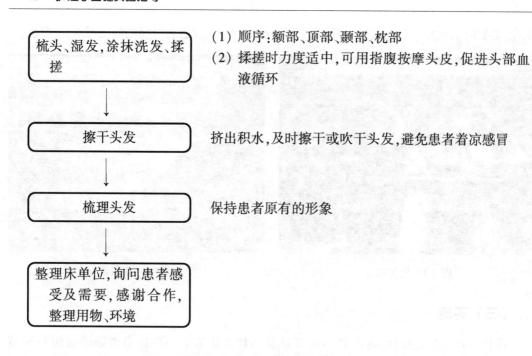

（1）顺序：额部、顶部、颞部、枕部
（2）揉搓时力度适中，可用指腹按摩头皮，促进头部血液循环

挤出积水，及时擦干或吹干头发，避免患者着凉感冒

保持患者原有的形象

四、注意事项

1. 操作中运用人体力学原理。洗发时，身体应靠近床边，保持良好的姿势，避免疲劳。
2. 操作中，注意关心患者，动作轻柔，使患者安全、舒适。防止水流入眼及耳内，随时观察病情变化，如面色、脉搏、呼吸，有异常时应停止操作。
3. 及时擦干头发，防止感冒，避免被褥、衣服被弄湿。
4. 衰弱患者不宜床上洗头。

第三节 检 测 题

1. 协助患者进行头发清洁护理的目的是什么？
2. 在进行头发护理过程中发现患者长头虱时，应采取何种灭头虱方法？
3. 头虱、体虱可传播哪些疾病？
4. 百部草的药理作用是什么？

附：评分标准

项目	分值	内　容	扣分细则	扣分
着装仪表	5	衣服、鞋帽、口罩符合要求	衣服、鞋帽、口罩不合要求各-1	
		修剪指甲、洗手、戴口罩	未剪指甲、未洗手各-2	
		态度认真、仪表稳重、待人礼貌	态度、仪表不合要求各-2	

续表

项目	分值	内 容	扣分细则	扣分
用物准备	10	治疗车上置橡胶马蹄形垫或洗头器(图7-2)、小橡胶单、大毛巾、中毛巾、洗发液、电吹风、水杯、弯盘(内盛纱布2块、棉球2只、梳子、擦子、夹子、胶布、剪刀);治疗车下层置热水桶(内盛43~45℃热水或按患者习惯调制)、污水桶、弯盘	缺一件-2 放置顺序零乱-2	
患者准备	6	备齐用物推至床旁,核对患者,做好解释;冬季关门、窗,调节室温;按需要给予便盆,移开床旁桌	未核对-2 环境未准备-2	
	5	移枕,协助患者卧于远侧,松开患者衣领向内反折	缺一项-1	
	5	放置洗头盘、污水桶,铺中毛巾于洗头盆边缘,垫小枕		
	6	协助患者斜卧,头置于洗头盆内,铺橡胶单、大毛巾于枕上	卧位不当-2	
	5	用棉球塞两耳,纱布遮盖双眼,胶布固定,散开头发,用梳子梳顺	一项不做-1	
洗发	6	用虹吸法吸出水桶内净水,试水温,确定水温合适后,用温水充分湿润头发	水温不合适及未充分湿润各-3	
	8	倒洗发液于手掌,涂遍头发,用指尖揉搓头发和按摩头皮(额部→顶部→颞部→枕部)	未涂遍-4	
	6	用温水冲洗泡沫至洗净为止	未洗净-5 被服沾湿-3	
	6	洗发毕,除去耳内棉球及眼罩,解下颈部毛巾包住头发,协助患者睡于枕上,取走洗头盆	未除去棉球、眼罩各-2	
擦干梳发	5	吹干或用毛巾擦干头发及脸部;擦干脸部水珠,用中、大毛巾擦头	未吹干或及时擦干头发-2	
	5	扣好衣领,用浴巾擦干头发或吹干	未整理衣物-2	
	5	梳成患者喜欢的发型,取出浴巾,协助取舒适卧位,整理床单位,感谢合作	未梳发-2 卧位不当-2	
整理用物	2	整理用物、环境	未整理-2 用物处理不当-1	
整体质量	10	操作熟练,步骤正确 动作准确,轻巧敏捷 态度友好,语言规范 注意安全,患者感觉舒适 应变能力强	熟练程度差,步骤混乱各-2 动作迟缓-2 态度生硬、沟通欠缺各-2 不注意安全-2 不能灵活应变-2	
时间	5	全过程20分钟	每超1分钟-1	
			总扣分:	
			得分:	

第八章　床上擦浴

第一节　目的要求

1. 熟悉床上擦浴的目的。
2. 掌握床上擦浴的操作方法。
3. 做到动作轻巧、节力,关心爱护患者,患者感觉清洁、舒适,身心愉快。

第二节　教学内容

一、目　的

1. 去除皮肤污垢,保持皮肤清洁,促进生理和心理的舒适,促进健康。
2. 刺激皮肤的血液循环,增强皮肤的排泄功能,预防感染和压疮等并发症的发生。
3. 促进患者身体放松,活动肢体,维持关节和肌肉的正常功能。
4. 为护士提供观察患者并与患者建立良好护患关系的机会。

二、适应证

适用于使用石膏固定、牵引和必须卧床、衰弱及无法自行沐浴的患者。

三、操作方法

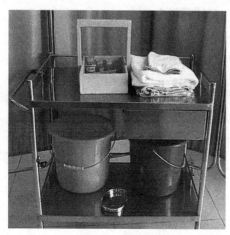

图 8-1　用物准备

(一) 评估

1. 患者的一般情况　病情、意志状态、肢体活动、自理能力。
2. 患者的皮肤情况。

(二) 计划

1. 预期结果
(1) 除去污秽和异味。
(2) 患者身体清洁,感觉舒适,心情愉快,无并发症。
2. 用物准备(图 8-1)　治疗车上层置大毛巾、衣裤、水杯内置弯钳夹纱布,护理篮(内盛

50%乙醇溶液、松节油、石蜡油、弯盘、指甲钳、剪刀、胶布、梳子、棉枝);治疗车下层置热水桶(内盛50~52℃热水或按患者习惯调制)、污水桶、弯盘,另备屏风。中、小毛巾、面盆、香皂患者自备。

(三) 实施

操作流程:查对、解释、问需要→移、取、倒→关、调、挡→松、查、剪→解衣扣→洗脸、颈→脱上衣→擦上肢、擦胸腹→翻身侧卧(背向护士),取出污衣→擦背臀→按摩→穿衣→翻身侧卧(面向护士)→洗手→平卧→脱裤→擦下肢→穿裤→洗脚→按摩→整理床单位,感谢合作→整理用物、环境。

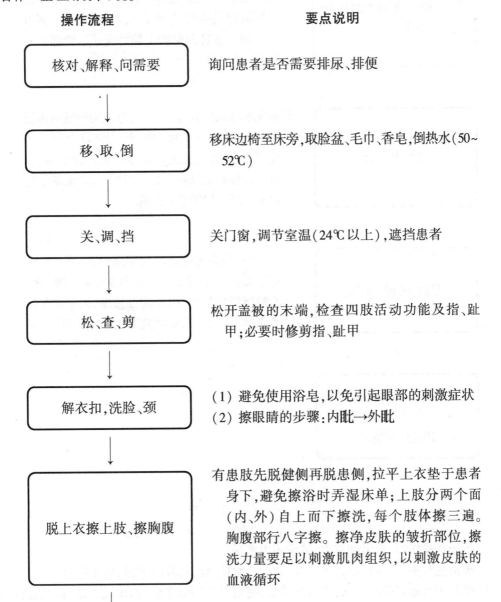

操作流程	要点说明
核对、解释、问需要	询问患者是否需要排尿、排便
移、取、倒	移床边椅至床旁,取脸盆、毛巾、香皂,倒热水(50~52℃)
关、调、挡	关门窗,调节室温(24℃以上),遮挡患者
松、查、剪	松开盖被的末端,检查四肢活动功能及指、趾甲;必要时修剪指、趾甲
解衣扣,洗脸、颈	(1) 避免使用浴皂,以免引起眼部的刺激症状 (2) 擦眼睛的步骤:内眦→外眦
脱上衣擦上肢、擦胸腹	有患肢先脱健侧再脱患侧,拉平上衣垫于患者身下,避免擦浴时弄湿床单;上肢分两个面(内、外)自上而下擦洗,每个肢体擦三遍。胸腹部行八字擦。擦净皮肤的皱折部位,擦洗力量要足以刺激肌肉组织,以刺激皮肤的血液循环

```
┌─────────────────────────┐     评估患者侧卧位的平稳性,取出污衣。背部分
│                         │     三个面(上、中、下)自上而下擦洗,擦三遍。
│   翻身侧卧(背向护士)、擦    │     掌心蘸50%乙醇溶液行全背及肩峰、肘部按
│   背臀、全背按摩          │     摩,力量要足以刺激肌肉组织,以刺激皮肤的
│                         │     血液循环
└─────────────────────────┘
             │
             ▼
┌─────────────────────────┐     先穿一侧衣袖,原则先穿近后穿远侧,如有患肢
│   穿衣、翻身侧卧(面向护    │     先穿患侧再脱穿健侧,平卧,掌心蘸50%乙
│   士)、洗手              │     醇溶液行远侧肩峰、肘部按摩,再穿另一侧衣
│                         │     袖。协助患者面向护士侧卧洗手。助患者平
│                         │     卧,拉平上衣
└─────────────────────────┘
             │
             ▼
┌─────────────────────────┐     原则先脱近侧后脱远侧,如有患肢先脱健侧再脱
│                         │     患侧;下肢分三个面(内、外、底)自上而下擦
│   脱裤擦下肢             │     洗,每个肢体擦三遍。擦净皮肤的皱折部位,
│                         │     擦洗力量要足以刺激肌肉组织,以刺激皮肤的
│                         │     血液循环。保护患者的隐私
└─────────────────────────┘
             │
             ▼
┌─────────────────────────┐     行八字穿,原则先穿近侧后穿远侧,如有患肢先
│                         │     穿患侧再脱穿健侧。热水泡脚,掌心蘸50%
│   穿裤、洗脚、按摩        │     乙醇溶液行足跟、内外踝部按摩,力量要足以
│                         │     刺激肌肉组织,以刺激皮肤的血液循环
└─────────────────────────┘
             │
             ▼
┌─────────────────────────┐
│   整理床单位,询问患者感    │
│   受及需要,感谢合作,      │
│   整理用物、环境          │
└─────────────────────────┘
```

四、注意事项

1. 护士在操作时,要做到省力,减少体力消耗。

2. 擦浴过程中,要保护患者的自尊,动作应敏捷、轻柔,较少暴露,防止受凉。

3. 操作中与患者随时交谈,了解其感受,密切观察病情变化,如出现寒战、面色苍白、脉速等征象时,应立即停止擦洗并给予适当的处理。

第三节　检　测　题

1. 清洁皮肤对预防疾病及促进健康有何意义?
2. 简述背部按摩的顺序及方法。

附:评分标准

项目	分值	内　　容	扣分细则	扣分
着装 仪表	5	衣服、鞋帽、口罩符合要求 修剪指甲、洗手、戴口罩 态度认真、仪表稳重、待人礼貌	衣服、鞋帽、口罩不合要求各-1 未剪指甲、未洗手各-2 态度、仪表不合要求各-2	
用物 准备	10	治疗车上层置大毛巾、衣裤、水杯内置弯钳夹纱布,护理篮(内盛50%乙醇溶液、松节油、石蜡油、弯盘、指甲钳、剪刀、胶布、梳子、棉枝);治疗车下层置热水桶(内盛50~52℃热水或按患者习惯调制)、污水桶、弯盘,另备屏风。中、小毛巾、面盆、香皂患者自备	缺一件-1 放置顺序零乱-2	
患者 准备	10	备齐用物推至床旁,核对患者,做好解释;冬季关门、窗,调节室温;按需要给予便盆,移开床旁桌	未核对-2 环境未准备-2	
擦浴	40	查、解、问、关、调、遮、松、查、剪、移、取、倒→擦面颈→脱衣、松裤带→擦近侧上肢→远侧上肢→胸腹→翻身撤衣→擦背→按摩→穿袖→翻平按摩→穿袖→系扣→翻身洗手→翻平脱裤→换水→擦近侧下肢→远侧下肢→穿裤→浴巾垫盆→泡脚→擦干、按摩→整理床铺	每步骤1~3分 顺序不当-3 漏擦、擦次不足各-3 不换水-3 翻身不当-3 压腿-2 穿、脱衣不当-3 按摩手法、部位不当-3	
浴巾 使用	10	毛巾用法正确,浴巾整齐,保护床褥及替代盖被,不过多暴露肢体	一项不正确-3,暴露外阴-3	
整理 用物	10	患者体位舒适,床铺平整,中线正,桌椅归位,污物处置合理,开窗撤屏风	一项不合要求-2	
整体 质量	10	操作熟练,步骤正确 动作准确,轻巧敏捷 态度友好,语言规范 注意安全,患者感觉舒适 应变能力强	熟练程度差、步骤混乱各-2 动作迟缓-2 态度生硬、沟通欠缺各-2 不注意安全-2 不能灵活应变-2	
时间	5	全过程30分钟	每超时1分钟-1	
			总扣分:	
			得分:	

第九章 无菌技术操作方法

第一节 目的要求

1. 熟悉无菌技术、无菌物品、无菌区域的概念,形成并增强无菌观念。
2. 掌握无菌技术操作方法。
3. 做到态度认真,操作规范、熟练,遵循无菌技术操作原则。

第二节 教学内容

一、目 的

保持无菌物品、无菌区域不被污染,防止病原微生物播散。

二、操作方法

(一) 评估

1. 环境是否清洁、宽敞。
2. 操作台面是否清洁、干燥、平坦,物品是否布局合理、放置有序。
3. 无菌物品是否在有效期使用范围之内。

(二) 计划

1. 预期结果
(1) 铺无菌盘,保持无菌物品、无菌区域不被污染。
(2) 戴无菌手套,取、戴、脱手套方法规范无污染。
2. 用物准备 治疗盘、无菌治疗巾包(内有治疗巾 2 块)、无菌手套包、带盖方盒(内有短镊 4 把)、储槽(内有治疗碗 3 个)、不锈钢纱布盅、不锈钢棉球盅、无菌持物镊装置、无菌三叉钳装置、500ml 0.9%氯化钠溶液瓶、0.5%碘伏溶液、棉签、弯盘、笔、卡片、启瓶器、小毛巾。

(三) 实施

操作流程:
1. 无菌技术连贯操作 环境、用物准备→擦盘→洗手→戴口罩→打开无菌包→检查各无菌容器的灭菌日期→夹取无菌巾、回包→铺无菌盘→夹取治疗碗两只、短镊两把、纱布数块、棉球数个→倒取无菌溶液→覆盖无菌盘→盖回胶塞→注明铺盘、开瓶、开包时间→整理用物,洗手。

操作流程	要点说明

环境、用物准备

(1) 环境清洁、宽敞
(2) 操作台面清洁、干燥、平坦、物品布局合理、放置有序

擦盘、洗手、戴口罩

(1) 按七步洗手法洗净双手、擦干
(2) 注意指尖、指缝、指关节等处的清洁

打开无菌包

(1) 核对无菌包名称、灭菌日期,查看化学指示胶带颜色改变情况,检查有无破损或潮湿
(2) 将无菌包搁在清洁干燥平坦的台面上
(3) 逐层打开(先外角再左右角),手不可触及包布内面

检查各无菌容器的灭菌日期

检查三叉钳装置、持物镊装置、纱布罐、棉球罐、带盖方盒、储槽的灭菌日期

夹取无菌巾、回包

(1) 使用无菌三叉钳夹取无菌巾
(2) 取放三叉钳时保持钳端闭合,不可从闭合的盖孔中取放三叉钳
(3) 持物稳妥
(4) 未用完的包按原折痕包好(内角-左右角-外角),内角应完全覆盖包内物品
(5) 手不可触及无菌巾内面,不跨越无菌区

铺无菌盘

(1) 双手捏住无菌巾上层两角的外面轻轻抖开,置于治疗盘上
(2) 将无菌巾上层均匀折成扇形,边缘向外

夹取治疗碗两只、短镊两把、纱布数块、棉球数个

(1) 持物稳妥
(2) 不跨越无菌区

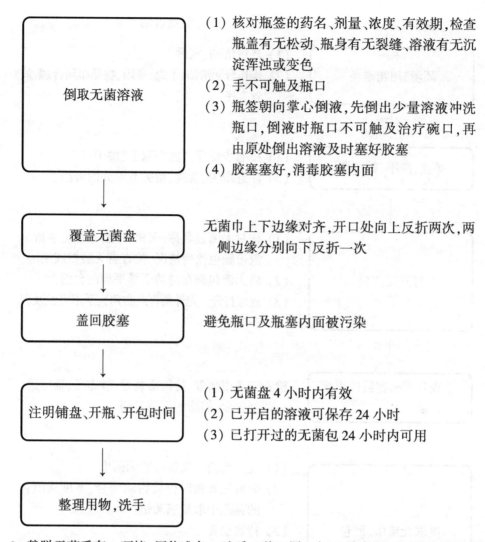

倒取无菌溶液

（1）核对瓶签的药名、剂量、浓度、有效期,检查瓶盖有无松动、瓶身有无裂缝、溶液有无沉淀浑浊或变色
（2）手不可触及瓶口
（3）瓶签朝向掌心倒液,先倒出少量溶液冲洗瓶口,倒液时瓶口不可触及治疗碗口,再由原处倒出溶液及时塞好胶塞
（4）胶塞塞好,消毒胶塞内面

覆盖无菌盘

无菌巾上下边缘对齐,开口处向上反折两次,两侧边缘分别向下反折一次

盖回胶塞

避免瓶口及瓶塞内面被污染

注明铺盘、开瓶、开包时间

（1）无菌盘 4 小时内有效
（2）已开启的溶液可保存 24 小时
（3）已打开过的无菌包 24 小时内可用

整理用物,洗手

2. 戴脱无菌手套 环境、用物准备→洗手→戴口罩→打开手套包→双手涂擦滑石粉→取出手套→一手持两只手套的翻折处,另一手戴手套→戴好手套的手插入另一手套的翻折部分,戴好第二只手套→将手套的翻边扣套在工作服衣袖外面→双手交叉,调整手套位置→在无菌区域内操作→脱手套:一手捏住另一手套腕部外面,翻转脱下→再以脱下手套的手插入另一手套内,将其往下翻转脱下→放妥手套→洗手。

操作流程　　　　　　　　　　　　　　　　**要点说明**

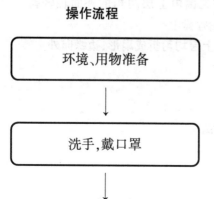

环境、用物准备

洗手,戴口罩

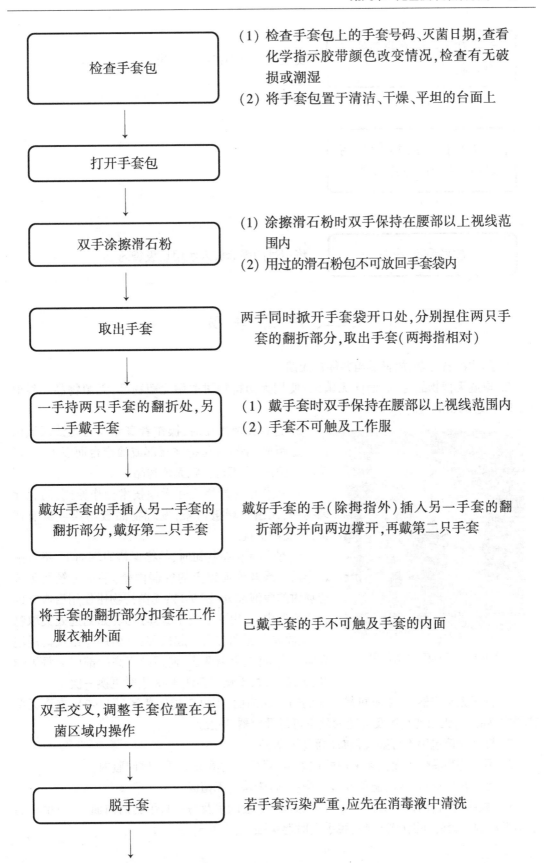

检查手套包

（1）检查手套包上的手套号码、灭菌日期,查看化学指示胶带颜色改变情况,检查有无破损或潮湿
（2）将手套包置于清洁、干燥、平坦的台面上

打开手套包

双手涂擦滑石粉

（1）涂擦滑石粉时双手保持在腰部以上视线范围内
（2）用过的滑石粉包不可放回手套袋内

取出手套

两手同时掀开手套袋开口处,分别捏住两只手套的翻折部分,取出手套(两拇指相对)

一手持两只手套的翻折处,另一手戴手套

（1）戴手套时双手保持在腰部以上视线范围内
（2）手套不可触及工作服

戴好手套的手插入另一手套的翻折部分,戴好第二只手套

戴好手套的手(除拇指外)插入另一手套的翻折部分并向两边撑开,再戴第二只手套

将手套的翻折部分扣套在工作服衣袖外面

已戴手套的手不可触及手套的内面

双手交叉,调整手套位置在无菌区域内操作

脱手套

若手套污染严重,应先在消毒液中清洗

| 一手捏住另一手套腕部外面，翻转脱下 | 勿使手套外面接触到皮肤 |

↓

| 再以脱下手套的手插入另一手套内，将其往下翻转脱下 | |

↓

| 放妥手套、洗手 | 将用过的手套放入医用垃圾袋内 |

三、注 意 事 项

1. 用物准备齐全，放置适当并保持无菌。

2. 取放无菌物品时，应面向无菌区；使用无菌持物钳取用无菌物品；无菌物品一经取出，不可放回无菌容器内。

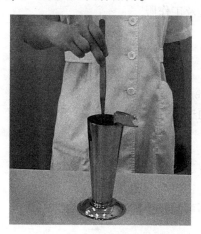

图 9-1　无菌持物钳的使用

3. 进行无菌操作时，操作者身体应与无菌区域保持一定距离，手臂应保持在腰部或治疗台面以上，不可跨越无菌区，手不可接触无菌物品。

4. 操作中应严格遵守无菌技术操作原则，防止无菌物品、无菌区域被污染，发现物品被污染或疑有污染，应立即更换。

5. 使用无菌持物钳时，始终保持钳端向下，不可触及容器口缘及液面以上的容器内壁，手不可触及无菌持物钳的浸泡部分（图 9-1）；无菌持物钳使用后应立即放回容器内，不得在空气中暴露过久；如到远处夹取物品，应将持物钳和容器一起搬移；无菌持物钳及其浸泡容器每周清洁、灭菌两次，使用频率高的部门应每天消毒、灭菌一次，干燥保存法 4~8 小时更换一次。

6. 打开无菌容器时，手不可触及盖的边缘和内面，不可跨越无菌区（图 9-2）；夹取无菌容器内物品时，无菌持物钳及无菌物品不可触及容器的边缘。

7. 打开无菌包手不可触及包布内面（图 9-3）。

8. 不可将物品伸入无菌溶液内蘸取溶液；已倒出的溶液不可再倒回瓶内。

9. 无菌盘应保持干燥，避免潮湿污染；手臂未跨越无菌区。

10. 戴手套时，已戴手套的手不可接触未戴手套的手及另一只手套的内面，未戴手套的手不可接触手套的外面（图 9-4）；脱手套时避免强拉（图 9-5）。

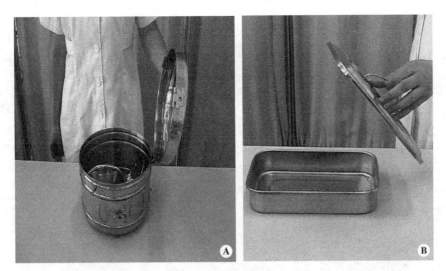

图 9-2 无菌容器的使用

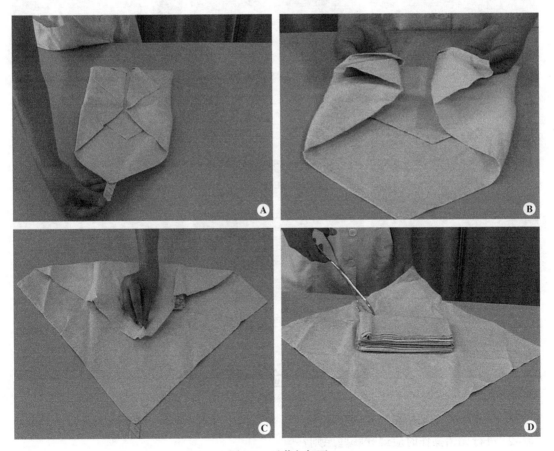

图 9-3 无菌包打开

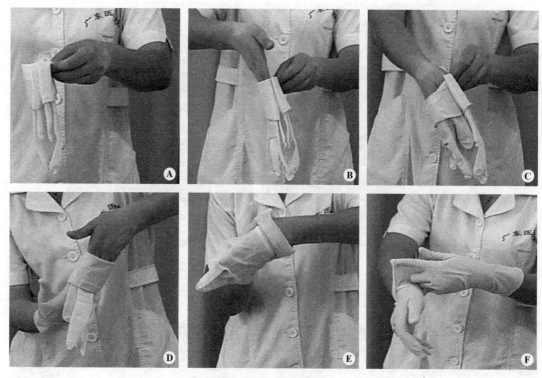

图 9-4　戴手套的方法

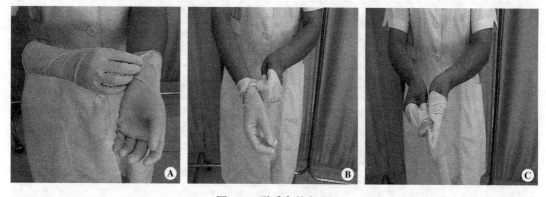

图 9-5　脱手套的方法

第三节　检　测　题

1. 引起院内交叉感染的原因有哪些？
2. 进行无菌操作时应遵守哪些原则？

附:评分标准

项目	分值	内 容	扣分细则	扣分
着装仪表	5	衣服、鞋帽、口罩符合要求 修剪指甲、洗手、戴口罩 态度认真、仪表稳重、举止大方	衣服、鞋帽、口罩不合要求各-1 未剪指甲、未洗手各-2 态度、仪表不合要求各-2	
用物准备	5	治疗盘、无菌治疗巾包(内有治疗巾2块)、无菌手套包、带盖方盒(内有短镊4把)、储槽(内有治疗碗3个)、纱布罐、棉球罐、无菌持物镊装置、无菌三叉钳装置、500ml 0.9%氯化钠溶液瓶、0.5%碘伏溶液、棉签、弯盘、笔、卡片、启瓶器、小毛巾	少一件-1,操作后每移一容器-1,无菌物品与非无菌物品混合放置-3,环境欠清洁-1,欠干燥-1	
无菌持物钳使用	10	取放钳方法正确 持钳方法正确 用钳方法正确	取放不闭合-1.5,不垂直-1,污染-3 持钳位置过下-3,钳端向上-3 用钳类别、方法不正确各-2 掉物一次-2,持物不稳-1	
无菌容器使用	10	打开容器方法正确 容器盖放置正确 取物正确 盖容器盖方法正确	未查对-2,开启不正确-2 向下、污染各-4,使用过期或污染容器-10 取、持容器不稳-1,触及边缘-2,污染-4,物品取出又放回-4 未及时盖妥-2,方法不正确-2	
无菌包使用	15	查名称,灭菌有效期 开包、包扎方法正确 取无菌物品格正确 注明开包日期	未查对-2,使用过期或污染用物-10 污染外、左、右、内角各-2 污染-4 未及时按原痕折回-2,不注时间-2,注错时间-2	
铺无菌盘	15	盘面清洁干燥 开巾方法正确 铺巾方法正确,保存4小时 物品放置合理美观	未擦盘-2,盘湿-2,擦盘顺序错-1 开巾污染-4,开错巾重做-3 扇形不齐-2,开口向内-3 铺巾方法不正确-2,污染-4 上下边缘不对齐-2,边缘折叠不正确-3,未注明时间-2,注错时间-2 不合理-2,不美观-1	
取无菌溶液	10	核对标签,检查药液质量 开胶塞方法正确 倒液方法正确,无污染 盖胶塞方法正确 注明开启时间	未查对-2,差错-10 手法不对-2,污染瓶口-4 瓶签向下-3,未冲瓶口-3,未从原处倒液-3,盘湿-3,污染溶液-4 未消毒-3,手法不对-2,污染胶塞内面或瓶口-4 未注明时间-2,注错时间-2	
戴无菌手套	10	检查号码,灭菌日期 擦滑石粉方法合要求 取、戴、脱手套方法规范	未检查-2 方法不当-2 一项不合要求-2,每污染一处-2	

续表

项目	分值	内　　容	扣分细则	扣分
整理	5	物品归类处理正确	每错误一件物品-1	
整体质量	10	操作熟练,步骤正确 动作准确,轻巧敏捷 疑污染及时处理 无菌观念强	熟练程度差,步骤混乱各-3 动作迟缓-3 不能灵活应变-4 严重违反无菌操作原则视为不及格	
时间	5	全过程7分钟	每超时30分钟-1	
			总扣分:	
			得分:	

第十章 隔离技术

第一节 目的要求

1. 熟悉隔离的概念、隔离区域的设置及工作区的划分,形成并增强隔离的观念。
2. 掌握隔离技术操作方法。
3. 做到操作规范、熟练,操作过程无污染。

第二节 教学内容

一、目 的

保护工作人员和患者,防止病原微生物播散,避免交叉感染。

二、操作方法

(一) 评估

1. 环境是否清洁、宽敞。
2. 刷手设备是否齐全。
3. 患者病情、临床表现、治疗及护理情况。
4. 患者目前采取的隔离种类、隔离措施。

(二) 计划

1. 预期结果
(1) 传染源未播散,易感者没有受到感染。
(2) 有效保护患者与工作人员,防止病原微生物播散。
2. 用物准备 隔离衣、衣架、夹子、洗手盆2个(一个盛消毒液、另一个盛清水)、洗手刷2把、清洁毛巾数条。

(三) 实施

操作流程:
1. 穿隔离衣操作步骤 取下手表、卷袖过肘→取下隔离衣,清洁朝面向自己→将衣领扇形折叠,暴露袖口→对齐袖口穿衣袖→扣领扣→扣袖扣→系腰带→扣后侧下部边缘的扣子。

操作流程	要点说明

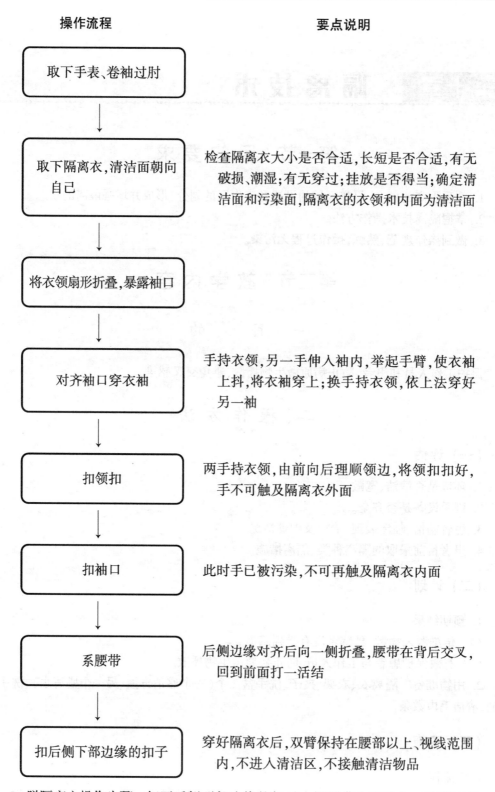

取下手表、卷袖过肘

取下隔离衣,清洁面朝向自己
检查隔离衣大小是否合适,长短是否合适,有无破损、潮湿;有无穿过;挂放是否得当;确定清洁面和污染面,隔离衣的衣领和内面为清洁面

将衣领扇形折叠,暴露袖口

对齐袖口穿衣袖
手持衣领,另一手伸入袖内,举起手臂,使衣袖上抖,将衣袖穿上;换手持衣领,依上法穿好另一袖

扣领扣
两手持衣领,由前向后理顺领边,将领扣扣好,手不可触及隔离衣外面

扣袖口
此时手已被污染,不可再触及隔离衣内面

系腰带
后侧边缘对齐后向一侧折叠,腰带在背后交叉,回到前面打一活结

扣后侧下部边缘的扣子
穿好隔离衣后,双臂保持在腰部以上、视线范围内,不进入清洁区,不接触清洁物品

2. 脱隔离衣操作步骤 解开后侧下部边缘的扣子→解腰带→解袖扣→消毒双手→解开领扣→脱衣袖→挂衣钩。

操作流程	要点说明

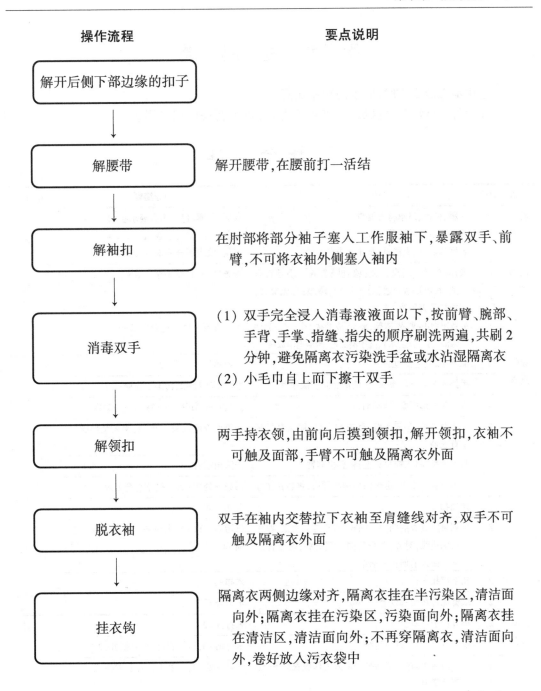

解开后侧下部边缘的扣子

解腰带 —— 解开腰带,在腰前打一活结

解袖扣 —— 在肘部将部分袖子塞入工作服袖下,暴露双手、前臂,不可将衣袖外侧塞入袖内

消毒双手 ——
(1) 双手完全浸入消毒液液面以下,按前臂、腕部、手背、手掌、指缝、指尖的顺序刷洗两遍,共刷2分钟,避免隔离衣污染洗手盆或水沾湿隔离衣
(2) 小毛巾自上而下擦干双手

解领扣 —— 两手持衣领,由前向后摸到领扣,解开领扣,衣袖不可触及面部,手臂不可触及隔离衣外面

脱衣袖 —— 双手在袖内交替拉下衣袖至肩缝线对齐,双手不可触及隔离衣外面

挂衣钩 —— 隔离衣两侧边缘对齐,隔离衣挂在半污染区,清洁面向外;隔离衣挂在污染区,污染面向外;隔离衣挂在清洁区,清洁面向外;不再穿隔离衣,清洁面向外,卷好放入污衣袋中

三、注 意 事 项

1. 操作前应将所有用物准备齐全,隔离衣长短合适,须全部遮盖工作服。
2. 隔离衣的衣领和隔离衣内面为清洁面。
3. 扣领扣时污染的袖口不可触及衣领、面部和帽子。
4. 刷手时不能沾湿隔离衣,隔离衣也不能污染洗手设备。
5. 隔离衣应每日更换,如有潮湿或污染,应立即更换。

第三节 检 测 题

1. 应用消毒液刷手时,刷手的顺序如何?
2. 在划分传染病病区区域时,清洁区域有哪些? 污染区域有哪些?

附:评分标准

项目	分值	内 容	扣分细则	扣分
着装仪表	5	衣服、鞋帽、口罩符合要求 修剪指甲、洗手、戴口罩 态度认真、仪表稳重、举止大方	衣服、鞋帽、口罩不合要求各-1 未剪指甲、未洗手各-2 态度、仪表不合要求各-2	
用物准备	10	操作前评估:隔离种类;检查隔离衣大小是否合适,长短是否合适,有无破损、潮湿;有无穿过;挂放是否得当 准备用物:隔离衣、衣架、夹子、洗手盆2个(其一盛消毒液,另一盛清水)、洗手刷2把、清洁毛巾数条	未评估-5,评估不全一处-1 少一件或一件不符合要求-1	
穿隔离衣	4	取下手表、卷袖过肘	一处不符合要求-2	
	4	手持衣领取下隔离衣,使清洁面向着操作者	取法不正确-2,污染工作服-2	
	4	将衣领扇形折叠,暴露袖口	折叠方法不正确-2,袖筒未充分暴露-2	
	8	一手臂入袖,举起手臂,使衣袖上抖,同法穿另一手臂衣袖	污染面部或衣领一处-2,手未全部露出-2	
	2	两手上举,将衣袖尽量上抖,露出前臂	未露出前臂-2	
	4	两手持领子中央,由前向后理顺领边,将领扣扣好	污染一处扣-2,一处不符合要求-2	
	2	扣袖扣	漏扣一侧-1	
	8	分别将隔离衣的两边向前拉,直至看见边缘,捏住两侧边缘,对齐,在身后向一侧折叠,腰带背后交叉回到前面打一活结	每污染一次-2,未对齐-2,系腰带不正确-4	
	2	扣下部扣子	未扣-2	
	2	双臂保持在腰部以上	不符合要求-2	
脱隔离衣	2	解开扣子	未打开-2	
	5	解腰带、在前面打一活结	未打结-3,活结脱落、打死结各-2	
	3	解开两袖扣,在肘部将袖子塞入工作服衣袖下,使两手露出	污染一处-3,一处不符合要求各-2	
	5	将双手浸泡在盛有消毒液的盆中,按前臂、腕部、手背、手掌、指缝、指尖的顺序刷洗双手;然后在清水盆内洗净,用毛巾擦干	方法不正确-3,一处不符合要求-1	
	3	解衣领	未洗手解衣领或未解衣领-3,污染一处-2	
	6	双手交替拉下衣袖	污染一处-3,一处不符合要求-2	
	6	手持衣领按规定折好,挂在衣架上;不再穿的隔离衣将清洁面向外卷好,投入污衣袋	污染一处-3,一处不符合要求-2,隔离衣触地或触工作服-2	

项目	分值	内　　容	扣分细则	扣分
整体质量	10	操作熟练,步骤正确 动作准确,轻巧敏捷 无污染	熟练程度差、步骤混乱各-3 动作迟缓-3 严重违反原则视为不及格	
时间	5	全过程5分钟	每超30秒-1	
			总扣分:	
			得分:	

第十一章 生命体征测量

第一节 目的要求

1. 熟悉体温计、血压计的消毒及检测方法。
2. 掌握体温、脉搏、呼吸、血压的正常值及异常值。
3. 掌握体温、脉搏、呼吸、血压的测量方法。
4. 掌握体温、脉搏、呼吸、血压的记录。
5. 做到态度认真、严谨、操作规范、熟练。

第二节 教学内容

一、目 的

1. 判断生命体征有无异常。
2. 动态监测患者生命体征变化。
3. 协助诊断,为预防、治疗、康复和护理提供依据。

二、操 作 方 法

(一)评估

1. 患者年龄、病情、意识、治疗状态,对生命体征测量的认知及合作情况。
2. 患者30分钟内有无剧烈运动、进食进饮、情绪波动。
3. 环境是否清洁、安全、温湿度适宜。

(二)计划

1. 预期结果
(1)测量值准确,与病情相符。
(2)患者理解测血压的意义,愿意合作。
2. 用物准备 治疗盘、容器2个(一个为清洁容器用以盛放已消毒的体温计,另一个盛放测温后的体温计)、纱布罐、表(有秒针)、记录本、笔、听诊器、血压计。

(三)实施

操作流程:核对并向患者说明操作目的,核对床号、姓名,向患者解释操作目的,患者了解目的、体位舒适,处于休息状态。

腋温测量:解领扣→擦干腋下→检查体温计水银柱是否已甩到35℃以下→体温计置腋

窝处紧贴皮肤→嘱患者屈臂过胸夹紧→10分钟后取出→用纱布擦拭→查看测量值并记录。

脉搏测量：将患者手臂置于舒适位置（腕部伸展）→以食指、中指和无名指指端按压在桡动脉处测量30秒→记录1分钟次数。

呼吸测量：保持触脉手势→观察患者胸、腹部的起伏情况→测30秒→记录1分钟次数。

血压测量：协助患者卷袖，暴露上臂→打开血压计，开启水银槽开关→缠袖带→听诊器胸件置于肱动脉搏动最明显处→充气→放气→听诊动脉搏动声音→协助患者整理衣被，整理血压计→记录。

整理床单位及用物，感谢合作→洗手→将测量值准确绘制、记录在体温单上。

操作流程	要点说明

核对、解释

↓

腋温测量

(1) 询问患者腋下是否有汗,擦干腋下汗液
(2) 确认体温计水银柱在35℃以下
(3) 体温计置腋窝正中紧贴皮肤,患者屈臂过胸、夹紧体温计
(4) 测量时间为10分钟

↓

脉搏测量

(1) 手臂置于舒适位置,腕部伸展
(2) 以食指、中指和无名指指端按压在桡动脉处测量30秒
(3) 异常脉搏者计数1分钟
(4) 测量时须注意脉搏节律、强弱等情况

↓

呼吸测量

(1) 保持诊脉手势,观察患者胸、腹部的起伏情况(一起一伏为1次)测30秒,不规则者测1分钟
(2) 测量时须注意呼吸节律、声音等情况

↓

记录1分钟脉搏和呼吸的次数

↓

协助患者卷袖暴露上臂

(1) 肱动脉与心脏同一水平:坐位平第四肋,卧位平腋中线
(2) 避免衣袖过紧影响血流

↓

打开血压计,开启水银槽开关	血压计垂直放妥后开启水银槽开关,检查汞柱是否在"0"点位置
缠袖带	驱尽袖带内气体,袖带平整缠绕上臂中部,下缘在肘窝上2~3cm,松紧以能插入一指为宜
听诊器胸件置于肱动脉搏动最明显处	避免听诊器胸件塞在袖带下
充气	关闭气门,充气至肱动脉搏动消失再使水银柱升高20~30mmHg,避免充气过快、过猛
放气	缓慢放气使水银柱匀速下降(4mmHg/s),视线平视测听
听诊动脉搏动声音	第一声搏动为收缩压,搏动音突然变弱或消失为舒张压
协助患者整理衣被,整理血压计,感谢合作	驱尽袖带内余气,拧紧气门,关紧水银槽开关(向右倾斜45°)
记录血压、体温	(1) 取出体温计,用消毒纱布拭净体温计,准确读数 (2) 记录血压、体温 (3) 评估体温是否与病情相符,如有异常及时处理
整理用物、洗手	(1) 浸泡体温计 (2) 洗手 (3) 将测量值准确绘制、记录在体温单上

三、注意事项

1. 操作前应认真检查物品的性能。
2. 若患者在操作前进行了可影响测量值的活动,应休息后再测量。
3. 体温计用后需严格消毒,方能给下一位患者使用。
4. 脉搏短绌患者,需两名护士同时测量,一人听心率,另一人测脉率,由听心率的护士发出"起"或"停"的口令,计时1分钟。
5. 测量血压时,应使肱动脉与心脏在同一水平,袖带松紧适宜,避免听诊器胸件塞在袖带下(图11-1),以防止局部受压较大和听诊时出现干扰声。
6. 测量血压时,眼睛视线保持与水银柱弯月面在同一水平。若发现血压听不清或异常,应待水银柱降到"0"点后,休息片刻再重测。

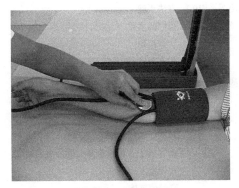

图11-1 测量血压

第三节 检 测 题

1. 以成人为例,体温、脉搏、呼吸、血压的正常值是多少?
2. 影响体温、脉搏、呼吸、血压的生理因素有哪些?
3. 如何进行体温计的消毒与检查?
4. 脉搏短绌的特点有哪些?

附:评分标准

项目	分值	内 容	扣分细则	扣分
着装仪表	5	衣服、鞋帽、口罩符合要求	衣服、鞋帽、口罩不合要求各-1	
		修剪指甲、洗手、戴口罩	未剪指甲、未洗手各-2	
		态度认真、仪表稳重、待人礼貌	态度、仪表不合要求各-2	
用物准备	5	治疗盘、容器2个(一个为清洁容器盛放已消毒的体温计,另一个为盛放测温后的体温计)、纱布罐、表(有秒针)、记录本、笔、听诊器、血压计	缺一件-2,放置不合理-2	
患者准备	5	核对,向患者解释,患者了解病情、体位舒适,处于休息状态	未核对-2,未解释-2	
测体温	15	询问患者有无腋汗、擦腋汗	未询问或未擦腋汗各-2	
		检查体温计	未检查、未甩至35℃以下或甩的方法不妥各-2	
		体温计放置位置及体位正确(屈臂过胸夹紧)	位置不妥-3	
		测量时间合要求	时间不合要求-5	
		擦体温计	未擦体温计-2	
		读数	误差±0.1℃-2,方法不规范-2	

续表

项目	分值	内容	扣分细则	扣分
测脉搏	10	诊脉部位及手法正确 根据病情数 30 秒或 1 分钟 计数准确 如有异常,能及时发现	部位不当−2,手法不当−2 时间不合要求−2 误差±4 次−2 不能发现异常−2	
测呼吸	10	方法正确 根据病情数 30 秒或 1 分钟 计数准确 如有异常,能及时发现	方法不当−2 时间不合要求−2 误差±4 次−2 不能发现异常−2	
测血压	25	肱动脉与心脏同一水平 袖带平整,位置准确,松紧符合要求 戴听诊器及置胸件方法正确 血压计汞柱在"0"点位置 充气至肱动脉搏动消失再升 20mmHg 放气速度适中 测量值准确 整理血压计	不在同一水平−3 位置不当或过松或过紧各−4 一项不符合要求−2 汞柱不在"0"点位置−2 充气过高或过低各−2 放气过快或过慢各−2 误差±4mmHg−2 血压计整理不妥−3	
整理	10	整理患者床单位及用物,感谢合作 浸泡体温计 洗手 绘制体温单	未整理、用物处理不当各−1 未浸泡体温计−3 未洗手−2 记录不当−4	
整体质量	10	操作熟练,步骤正确 态度友好,语言规范 应变能力强	熟练程度差、步骤混乱各−3 态度生硬、沟通欠缺各−3 不能灵活应变−4	
时间	5	全过程 10 分钟	每超 1 分钟−1	
			总扣分:	
			得分:	

第十二章　氧气吸入法

第一节　目的要求

1. 熟悉氧疗装置、目的、氧疗方法及吸氧浓度。
2. 掌握鼻导管吸氧的操作方法。
3. 做到严格查对,操作规范、准确、迅速。

第二节　教学内容

一、目　的

纠正各种原因造成的缺氧状态,提高动脉血氧分压和动脉血氧饱和度,增加动脉血氧含量,促进组织的新陈代谢,维持机体生命活动。

二、适应证

1. 因呼吸系统疾患而影响肺活量减少,如慢性阻塞性肺疾病、哮喘、支气管肺炎或气胸等。
2. 心肌梗死或重度以上的心脏功能不全,使肺部充血而致呼吸困难者,如心力衰竭患者等。
3. 各种中毒引起的呼吸困难,如巴比妥类药物中毒、麻醉剂中毒、一氧化碳中毒、氰化物中毒等。
4. 昏迷患者,如脑血管意外或颅脑损伤患者等引起的中枢性呼吸抑制等。
5. 其他　某些外科手术前后、大量出血、严重贫血、呼吸心搏骤停和休克等,以及精神紧张、脑力劳动者、发热及其分娩时产程过长或胎儿心音不良引起的机体氧耗增加者。

三、操　作　方　法

(一) 评估

1. 患者的年龄、病情、意识及治疗等情况。
2. 患者的缺氧程度、血气分析的结果。
3. 患者鼻腔有无分泌物堵塞,有无鼻中隔弯曲。
4. 患者的心理状态及合作程度。

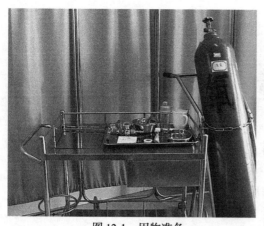
图 12-1 用物准备

(二)计划

1. 预期目标

(1) 患者的缺氧症状得到改善。

(2) 患者及家属能说出用氧的目的并能配合操作。

(3) 患者能说出用氧期间的安全知识。

2. 用物准备(图 12-1)　治疗碗(内盛氧气鼻导管 2 条、玻璃接管 2 个、小镊子 1 把)、小杯(内盛冷开水/蒸馏水)、别针、棉签、胶布、剪刀、弯盘、纱布、氧气吸入卡、松节油、70%乙醇溶液。另备氧气装置 1 套:氧气车、氧气筒、氧气吸入器、湿化瓶及水、导管、扳手。

(三) 实施

操作流程:

1. 吸氧　核对医嘱抄氧气吸入卡→评估患者→准备用物→冲气门→装表(关小开关,开总开关,检查氧压表是否漏气)→接湿化瓶及橡胶管→检查湿化瓶、橡胶管是否漏气和通畅→推氧气瓶及持用物至床边→核对、解释→取合适的卧位(心肺疾患引起呼吸困难者取半坐卧位)→清洁鼻腔→剪胶布→连接玻璃接头及鼻导管→调节流量→湿润鼻导管及检查是否通畅→量长度→插管→固定→整理床单元→交代注意事项→签氧气吸入卡→感谢合作→整理用物→洗手、签医嘱。

操作流程	要点说明

吸氧:

操作流程	要点说明
核对医嘱抄氧气吸入卡,评估患者,备物	用物放置顺序合理
↓	
冲气门,装表,接湿化瓶及橡胶管	(1) 氧气表直立,装置无漏气 (2) 检查湿化瓶、橡胶管是否漏气和通畅
↓	
推氧气瓶及持用物至床边,核对、解释,取合适的卧位	确认患者
↓	

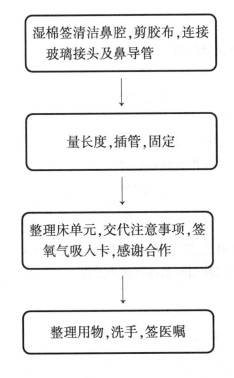

湿棉签清洁鼻腔,剪胶布,连接玻璃接头及鼻导管

备2~3条胶布,选择鼻腔,湿润鼻导管及检查是否通畅

量长度,插管,固定

(1) 插入深度为鼻尖至耳垂的2/3长度
(2) 先调好流量再插鼻导管
(3) 给氧浓度符合缺氧程度

整理床单元,交代注意事项,签氧气吸入卡,感谢合作

整理用物,洗手,签医嘱

2. 停氧 核对医嘱→准备用物→核对、解释、评估→弯盘置下颌处→拔管→分离玻璃接头及鼻导管至弯盘内→关小开关→松节油擦净胶布痕迹→70%乙醇溶液去除松节油气味→干棉签擦拭→撤弯盘→整理床单元→签氧气吸入卡→感谢合作→推氧气瓶及持用物回处置室→关总开关→开小开关,放余氧→关小开关→卸橡胶管、湿化瓶→卸氧气表→整理用物→洗手、签医嘱。

操作流程	要点说明

停氧:

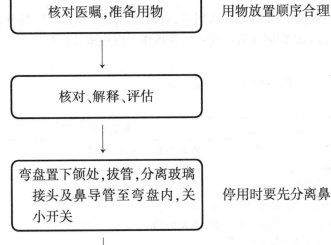

核对医嘱,准备用物

用物放置顺序合理

核对、解释、评估

弯盘置下颌处,拔管,分离玻璃接头及鼻导管至弯盘内,关小开关

停用时要先分离鼻导管后拔管

| 松节油擦净胶布痕迹,70%乙醇溶液去除松节油气味,干棉签擦拭 | 患者清洁舒适 |

↓

| 整理床单元,签氧气吸入卡,协助患者取舒适卧位,感谢合作 | (1) 床单位整齐,患者舒适
(2) 记录停止用氧时间 |

↓

| 推氧气瓶及持用物回处置室,卸橡胶管、湿化瓶,卸氧气表,整理用物 | 关总开关,开小开关,放余氧,再关小开关,一次性用物消毒后集中处理 |

四、注意事项

1. 注意检查氧气装置是否漏气。

2. 先调节流量,再插管;先拔管,再关小开关;在吸氧过程中需调节流量时,应分离鼻导管,待调节流量后再接上。

3. 注意用氧安全。应挂上警示标志,做好"四防",即防震、防火、防热、防油,并向患者及家属清楚交代注意事项,避免发生意外。

4. 吸氧后,经常巡视患者,观察缺氧症状是否改善,并保证有效吸氧。

第三节　检　测　题

某男性患者,自感胸闷不适,口唇发绀且呼吸困难,查血氧分压为 5kPa ,请判断患者的缺氧程度如何? 应采取什么措施以缓解患者的症状? 在操作中应注意什么?

附：评分标准

项目	分值	内　　　容	扣分细则	扣分
着装 仪表	5	衣服、鞋帽、口罩符合要求 修剪指甲、洗手、戴口罩 态度认真、仪表稳重、待人礼貌	衣服、鞋帽、口罩不合要求各-1 未剪指甲、未洗手各-2 态度、仪表不合要求各-2	
用物 准备	10	治疗碗(内盛氧气鼻导管2条、玻璃接管2个、小镊子1把)、小杯(内盛冷开水/蒸馏水)、别针、棉签、胶布、剪刀、弯盘、纱布、氧气吸入卡、松节油、70%乙醇溶液。另备氧气装置1套:氧气车、氧气筒、氧气吸入器、湿化瓶及水、导管、扳手	缺一件-1 放置顺序零乱-2	

续表

项目	分值	内　　容	扣分细则	扣分
吸氧程序	4	装表:打开氧气筒上总开关,放出少量氧气,以冲掉气门上的灰尘,立即关好	不冲气门-4	
	5	安装氧气表,将表倾斜15°,用手初步拧紧旋钮,再用扳手旋紧,使氧气表直立,打开总开关检查装置有无漏气	氧气表不直立-2 未旋紧、装置漏气-2	
	2	湿化瓶装1/3~1/2冷开水		
	4	将橡胶管一端接湿化瓶,打开流量表,检查是否通畅、漏气、关闭流量表	顺序错漏一处-2	
	3	将用物推至患者床旁,核对解释,询问患者有无鼻腔手术及外伤史	少一项-2	
	3	备2~3条胶布,选择鼻腔,湿棉签清洁	少一项-2	
	6	用玻璃接管连接橡胶管和鼻导管,确定氧气流出是否通畅	未试通畅-2	
	8	调节氧气流量(轻度缺氧1~2L/min、中度缺氧2~4L/min、重度缺氧4~6L/min、小儿1~2L/min)	不先调好流量插鼻导管-6 流量不准确-2	
	8	鼻导管蘸水,测量插入长度,轻轻插入鼻腔	不测量长度-6 长度不当-2	
	5	如无呛咳,将鼻导管固定于鼻翼及面颊部	固定不牢-3	
	4	记录给氧时间、流量,观察装置是否通畅、安全,缺氧状况是否改善	少一项-2	
停氧程序	6	分离玻璃接头,关小开关去掉胶布,然后撤下鼻导管;擦去胶布痕迹,记录停氧时间,整理用物	顺序错误-2 少一项-2	
	8	关总开关,再开小开关(放尽余气),再关小开关	顺序错误-2 未放余氧-2	
	4	卸橡胶管、湿化瓶,卸氧气表,整理用物	少一项-2	
整体质量	10	操作熟练,步骤正确 动作准确,轻巧敏捷 态度友好,语言规范 应变能力强	熟练程度差、步骤混乱各-3 动作迟缓-3 态度生硬、沟通欠缺各-2 不能灵活应变-2	
时间	5	全过程10分钟	每超1分钟-1	
			总扣分:	
			得分:	

第十三章 吸痰法

第一节 目的要求

1. 熟悉吸痰目的。
2. 掌握吸痰方法及注意事项。

第二节 教学内容

一、目的

1. 清除呼吸道分泌物,保持呼吸道通畅。
2. 促进呼吸功能,改善肺通气。
3. 预防并发症发生。

二、适应证

危重、昏迷、老年、全麻未醒、大手术后和胸部创伤等因呼吸道分泌物阻塞无法有效自主排痰的患者。

三、操作方法

(一)评估

1. 患者年龄、病情、意识、治疗状态,有无将呼吸道分泌物排出的能力,对吸痰法的认知及合作情况。
2. 患者呼吸情况,听诊是否有痰鸣音。
3. 负压吸引器的负压吸引性能是否良好。
4. 环境是否温度适宜、光线充足、环境安静。

(二)计划

1. 预期结果
(1)清除患者呼吸道分泌物,保持呼吸道通畅,缺氧改善。
(2)清醒患者能予以配合,有安全感。
(3)呼吸道未发生机械性损伤。
2. 用物准备 电动吸引器、试管(内盛有消毒液,置于床头栏处,可消毒吸引器上玻璃接管)、治疗盘、治疗碗(盛生理盐水)、治疗碗(盛纱布数块、镊子)、弯盘、一次性吸痰管数根。必要时备压舌板、开口器、舌钳、电插板。

(三) 实施

操作流程:核对、解释→接通电源、检查性能→调节负压→协助头偏一侧,检查患者口腔、鼻腔→检查及湿润导管→插管→吸痰→拔管→冲管,分离吸痰管→观察→关闭吸引器→安置患者,感谢合作→清理用物→洗手、记录。

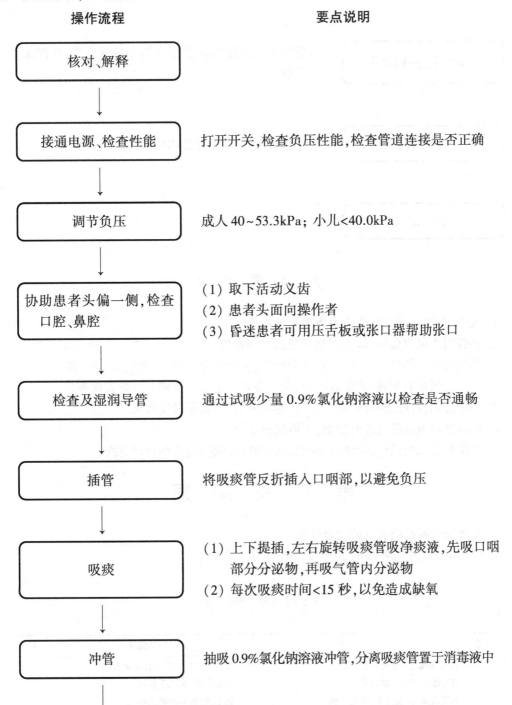

操作流程	要点说明
核对、解释	
接通电源、检查性能	打开开关,检查负压性能,检查管道连接是否正确
调节负压	成人 40~53.3kPa;小儿<40.0kPa
协助患者头偏一侧,检查口腔、鼻腔	(1) 取下活动义齿 (2) 患者头面向操作者 (3) 昏迷患者可用压舌板或张口器帮助张口
检查及湿润导管	通过试吸少量 0.9%氯化钠溶液以检查是否通畅
插管	将吸痰管反折插入口咽部,以避免负压
吸痰	(1) 上下提插,左右旋转吸痰管吸净痰液,先吸口咽部分分泌物,再吸气管内分泌物 (2) 每次吸痰时间<15 秒,以免造成缺氧
冲管	抽吸 0.9%氯化钠溶液冲管,分离吸痰管置于消毒液中

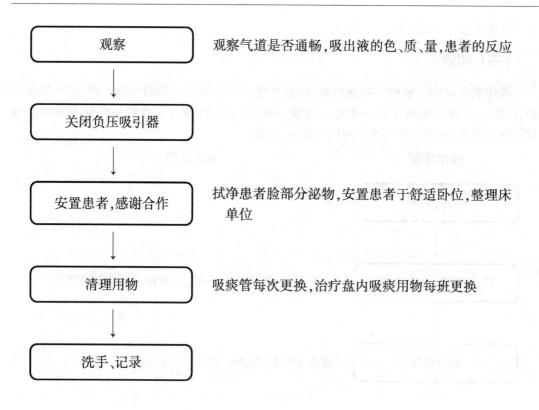

观察 —— 观察气道是否通畅,吸出液的色、质、量,患者的反应

关闭负压吸引器

安置患者,感谢合作 —— 拭净患者脸部分泌物,安置患者于舒适卧位,整理床单位

清理用物 —— 吸痰管每次更换,治疗盘内吸痰用物每班更换

洗手、记录

四、注 意 事 项

1. 吸痰的动作应轻柔,防止发生机械性损伤。
2. 插管时不可有负压,以免引起呼吸道黏膜损伤。
3. 为气管切开的患者吸痰,注意无菌操作,先吸气管切开处,再吸口(鼻)部。
4. 若口腔吸痰有困难,可鼻腔吸引;昏迷患者可用压舌板或开口器帮助张口。
5. 痰液黏稠,可配合叩击,蒸气吸入、雾化吸入,以提高吸痰效果。
6. 贮液瓶内吸出液应及时倾倒,不得超过 2/3。
7. 严格执行无菌操作,吸痰管每次更换,治疗盘内吸痰用物每班更换。

第三节 检 测 题

1. 电动吸引器的组成及原理是什么?
2. 应用电动吸引器吸痰时,应如何调节负压?为什么?

附:评 分 标 准

项目	分值	内 容	扣分细则	扣分
着装 仪表	5	衣服、鞋帽、口罩符合要求	衣服、鞋帽、口罩不合要求各-1	
		修剪指甲、洗手、戴口罩	未剪指甲、未洗手各-2	
		态度认真、仪表稳重、待人礼貌	态度、仪表不合要求各-2	

续表

项目	分值	内 容	扣分细则	扣分
用物准备	5	电动吸引器、试管(内盛有消毒液,置于床头栏处,可消毒吸引器上玻璃接管)、治疗盘、治疗碗(盛生理盐水)、治疗碗(盛纱布数块、镊子)、弯盘、一次性吸痰管数根。必要时备压舌板、开口器、舌钳、电插板	少一物-1,放置不合理-2	
检查	9	接电源检查负压吸引器 调节负压	检查方法错误-3,负压不妥-6	
患者准备	6	检查口腔、鼻腔,取下活动义齿 体位适宜	未检查-2,未取下义齿-2 体位不当-2	
操作过程	60	检查、冲洗导管 持管、插管方法规范 开始吸痰,边吸边提边旋转 冲管 吸尽痰液 观察吸痰效果与患者反应 关闭负压吸引器 安置患者,感谢合作 清理用物 洗手、记录	未检查、冲管-5 方法不规范-5 吸引方法不合要求-5,一次吸引时间>15秒-5 未冲管-5 吸痰不彻底-5 少观察一项-3 不关闭-3 患者或床单位整理不合要求各-2 吸痰管、导管处理不当各-3 不洗手-2,未记录或记录不准确-2	
整体质量	10	操作熟练、步骤正确 动作准确,轻巧敏捷 态度友好,语言规范 应变能力强 无菌观念强	熟练程度差、步骤混乱各-2 动作迟缓-2 态度生硬、沟通欠缺各-2 不能应对具体变化的情况-2 按污染程度扣分(2~8)	
时间	5	全过程7分钟	每超时30秒-1	
			总扣分:	
			得分:	

第十四章　乙醇擦浴

第一节　目的要求

1. 熟悉乙醇擦浴降温的原理和效用。
2. 熟悉乙醇擦浴的禁忌证和禁擦部位。
3. 熟悉乙醇擦浴过程中不良反应的观察和处理。
4. 掌握乙醇擦浴的操作方法。
5. 动作轻巧、稳重、节力,关心爱护患者。

第二节　教学内容

一、目　　的

1. 患者感觉舒适。
2. 降温效果好。

二、操作方法

（一）评估

1. 患者年龄、病情、体温及治疗情况。
2. 患者的局部皮肤情况,如颜色、温度、有无硬结及淤血等。
3. 患者的意识情况、活动能力及合作程度。

（二）计划

1. 预期结果
（1）擦拭后患者皮肤表面无发红、苍白、出血点、感觉异常等情况。
（2）擦拭半小时后患者体温下降。
（3）擦拭后患者自觉舒适、身心舒畅。
2. 用物准备　治疗碗(内盛 25%~35% 乙醇溶液 100~200ml)、小毛巾 2 块、大毛巾、冰袋及套、热水袋及套、清洁衣裤,另备便器及屏风。

（三）实施

操作流程:评估、备物、查对、解释、问需要→调节室温→松被尾,脱上衣→置冰袋于头部,热水袋于足底→擦双侧上肢(每侧上肢分两面擦拭:①外侧面:侧颈→肩→上臂外侧→

前臂外侧→手背;②内侧面:侧胸→腋窝→上臂内侧→肘窝→前臂内侧→手心。每侧擦3分钟)→助患者翻身侧卧背向护士,取污衣→擦背(擦数次,3~5分钟)→穿一侧衣袖→助患者翻身平卧→穿好上衣→脱裤→擦双侧下肢(每侧下肢分三面擦拭:①髋部→下肢外侧→足背;②腹股沟→下肢内侧→内踝;③臀纹→大腿后侧→腘窝→足跟。每侧擦3分钟)→穿裤→撤热水袋→感谢合作,整理用物→洗手、记录→30分钟后测体温→体温降至39℃以下撤去冰袋。

操作流程	要点说明
评估、备物、查对、解释、问需要	
调节室温,松被尾,脱上衣,置冰袋于头部,热水袋于足底	(1) 松开床尾盖被,协助患者脱去上衣 (2) 头部置冰袋,以助降温并防止头部充血而致头痛 (3) 热水袋置足底,以促进足底血管扩张而减轻头部充血,并使患者感到舒适
擦双侧上肢(每侧上肢分两面擦拭)	(1) 擦拭外侧面顺序:侧颈→肩→上臂外侧→前臂外侧→手背 (2) 擦拭内侧面顺序:侧胸→腋窝→上臂内侧→肘窝→前臂内侧→手心 (3) 每侧擦3分钟 (4) 擦至腋窝、肘窝、手心处稍用力并延长停留时间,以促进散热
助患者翻身侧卧背向护士,取污衣	
擦背	(1) 擦拭过程注意观察:有无出现寒战、面色苍白、脉搏、呼吸异常,若有异常,停止拭浴,及时处理 (2) 擦数次,3~5分钟
穿一侧衣袖,助患者翻身平卧,穿好上衣,脱裤	

擦双侧下肢

（1）每侧下肢分三面擦拭：髋部→下肢外侧→足背；腹股沟→下肢内侧→内踝；臀纹→大腿后侧→腘窝→足跟
（2）每侧擦3分钟

穿裤，撤热水袋，感谢合作，整理用物，洗手、记录

（1）用物处理后备用
（2）记录擦拭的时间、效果、患者的反应

30分钟后测体温，体温降至39℃以下撤去冰袋

拭浴后30分钟测量体温，降温后体温记录在体温单上

三、注意事项

1. 擦浴的乙醇温度为30℃。
2. 注意保护患者自尊，尽量减少暴露患者。
3. 擦拭腋窝、肘窝、手心、腹股沟、腘窝等血管丰富处应稍用力，并适当延长擦拭时间，以利增加散热。
4. 禁忌擦拭胸前区、腹部、后颈部、足底等部位，以免引起不良反应。新生儿及血液病高热患者禁用乙醇拭浴。
5. 拭浴过程中，应随时观察患者情况，注意与患者的沟通。如出现寒战、面色苍白、脉搏及呼吸异常时，应立即停止，并及时与医生联系。
6. 拭浴时，以拍拭（轻拍）方式进行，避免摩擦方式，因摩擦易生热。
7. 拭浴后30分钟测量体温并记录，如体温降至39℃以下，可取下头部冰袋。

第三节 检 测 题

1. 选用乙醇擦浴降温的原理是什么？
2. 乙醇擦浴时为什么严禁擦拭心前区及腹部？

附：评分标准

项目	分值	内 容	扣分细则	扣分
着装仪表	5	衣服、鞋帽、口罩符合要求 修剪指甲、洗手、戴口罩 态度认真、仪表稳重、待人礼貌	衣服、鞋帽、口罩不合要求各-1 未剪指甲、未洗手各-2 态度、仪表不合要求各-2	
用物准备	10	治疗碗（内盛25%～35%乙醇溶液200ml）、小毛巾2块、大毛巾、冰袋及套、热水袋及套、清洁衣裤、便器及屏风	缺一件-2 放置顺序零乱-2	

续表

项目	分值	内　　容	扣分细则	扣分
患者 准备	4	备齐用物至床旁,核对患者并解释	未核对-2 未解释-2	
	6	关闭门窗,用屏风遮挡患者;调节室温 21~24℃, 松开盖被;按需要给予便器	缺一项-2	
	8	置冰袋于患者头部,热水袋于患者足底部	位置放置不正确各-4	
乙醇 擦浴	20	擦拭双上肢:协助患者脱去近侧衣袖,松开腰带, 露出一侧上肢,下垫大毛巾,小毛巾浸入乙醇, 拧至半干,呈手套式缠在手上,以离心方向进行 擦拭,边擦边按摩,两块小毛巾交替使用,最后 以大毛巾擦干	准备工作不充分-5 手法错误-10 方向错误-5	
	9	擦拭顺序:①颈部侧面→上臂外侧→手背。②自 侧胸→腋窝→上臂内侧→肘窝→手掌心。这一 过程可持续 3 分钟左右。同法擦拭对侧	顺序错误-3 对侧未擦-3 时间不符合要求-3	
	6	擦拭腰背部:嘱患者侧卧,露出背部,下垫大毛巾。 用同样手法自颈下肩部擦起至臀部,擦拭整个 背部,持续 3 分钟,再用大毛巾擦干,更换上衣	顺序错误-3 手法错误-3	
	6	擦拭双下肢:协助患者脱去近侧裤子,露出一侧下 肢,下垫大毛巾。擦拭顺序为自髂前上棘→大 腿外侧→足背;自腹股沟→大腿内侧→内踝;自 腰→大腿后侧→腘窝→足跟	顺序错误-3 手法错误-3	
	5	擦拭完毕,用大毛巾拭干皮肤,盖好盖被。同法擦 拭对侧,每侧下肢各擦拭 3 分钟,更换裤子,取 下热水袋	擦拭对侧方法、手法及时间不符合要求-3 未取热水袋-2	
	2	撤去屏风,整理床单位及用物,清洁消毒后放回原 处备用	未撤屏风-1 未整理床单位-1	
	2	洗手,记录	未洗手-2 未记录-2	
	2	半小时后测量患者体温并记录(口述)	未口述-2	
整体 质量	10	操作熟练、步骤正确 动作准确、轻巧敏捷 态度友好、语言规范 注意安全,患者自感舒适 应变能力强	熟练程度差、步骤混乱各-2 动作迟缓-2 态度生硬、沟通欠缺各-2 不注意安全-2 不能灵活应变-2	
时间	5	全过程20分钟	每超 1 分钟-1	
			总扣分:	
			得分:	

第十五章 鼻 饲 法

第一节 目的要求

1. 熟悉鼻饲法的适应证。
2. 掌握插胃管和拔胃管的操作方法。
3. 掌握鼻饲的操作方法和护理。
4. 做到动作轻巧、稳重,操作规范、有条理,关心爱护患者。

第二节 教学内容

一、目 的

1. 为保证不能自行经口进食的患者摄入足够的热量和蛋白质等多种营养素,满足其对营养的需求。
2. 维持细胞代谢,保持组织器官的结构和功能,以利早日康复。

二、适 应 证

昏迷患者;口腔疾患、口腔手术后的患者;不能张口的患者(如破伤风患者);早产儿和病情危重的患者及拒绝进食的患者。

三、操 作 方 法

(一) 评估

1. 患者病情及治疗情况。
2. 患者的心理状态及配合程度,如患者既往有无鼻饲的经历,是否紧张,是否了解插管的目的及是否愿意配合插管等。
3. 患者鼻腔黏膜是否有肿胀、炎症,有无鼻腔息肉、鼻中隔偏曲等。

(二) 计划

1. 预期结果
(1) 患者理解插管目的,主动配合护士顺利、安全地插入胃管。
(2) 患者通过鼻饲获得基本的蛋白质、热量和水分及药物。
2. 用物准备 治疗碗(内盛压舌板、镊子、胃管、纱布 2 块)、石蜡油、棉签、胶布、剪刀、橡皮圈、别针、弯盘、听诊器、30~50ml 注射器、温开水杯、流质杯、松节油、70%乙醇溶液。

(三) 实施

操作流程：

1. 插管　评估→备物→核对,解释→取体位、铺巾、置弯盘、清洁鼻腔→润滑胃管、量长度、作标记→插管(至 15cm 处嘱吞咽,昏迷者护士左手托起头部)→至预定长度,固定鼻翼处胶布→证实胃管在胃内→灌食(温开水→流质食物→温开水)→提高胃管末端→反折胃管末端,用纱布包好→面颊部胶布固定→枕旁用别针固定→感谢合作→整理、记录。

操作流程	要点说明

插管：

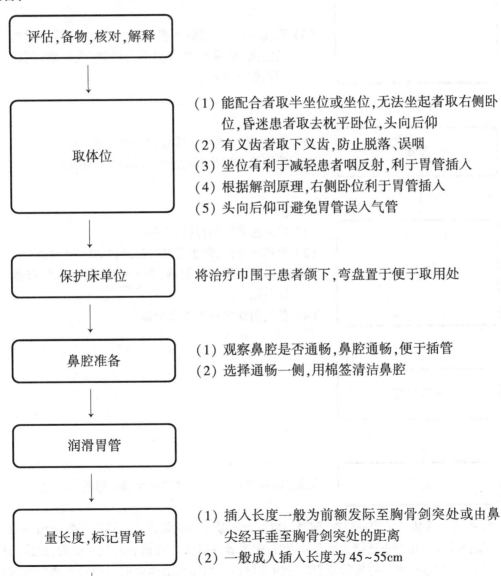

评估,备物,核对,解释

取体位
- (1) 能配合者取半坐位或坐位,无法坐起者取右侧卧位,昏迷患者取去枕平卧位,头向后仰
- (2) 有义齿者取下义齿,防止脱落、误咽
- (3) 坐位有利于减轻患者咽反射,利于胃管插入
- (4) 根据解剖原理,右侧卧位利于胃管插入
- (5) 头向后仰可避免胃管误入气管

保护床单位
- 将治疗巾围于患者颌下,弯盘置于便于取用处

鼻腔准备
- (1) 观察鼻腔是否通畅,鼻腔通畅,便于插管
- (2) 选择通畅一侧,用棉签清洁鼻腔

润滑胃管

量长度,标记胃管
- (1) 插入长度一般为前额发际至胸骨剑突处或由鼻尖经耳垂至胸骨剑突处的距离
- (2) 一般成人插入长度为 45~55cm

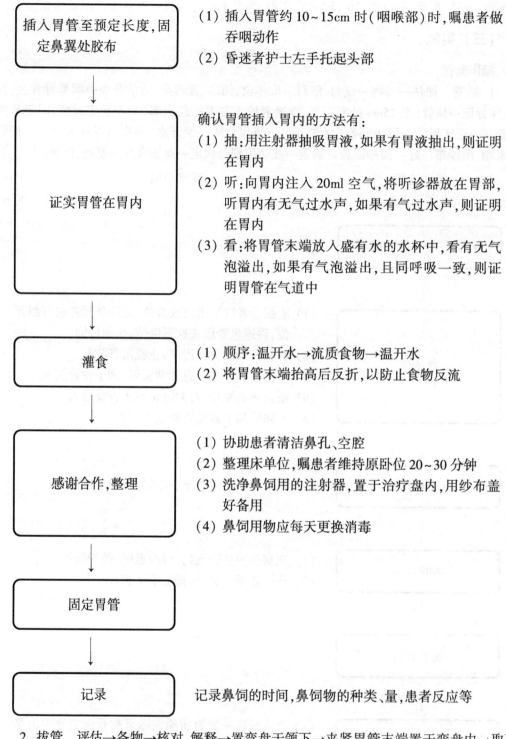

插入胃管至预定长度,固定鼻翼处胶布
(1) 插入胃管约 10~15cm 时(咽喉部)时,嘱患者做吞咽动作
(2) 昏迷者护士左手托起头部

证实胃管在胃内
确认胃管插入胃内的方法有:
(1) 抽:用注射器抽吸胃液,如果有胃液抽出,则证明在胃内
(2) 听:向胃内注入 20ml 空气,将听诊器放在胃部,听胃内有无气过水声,如果有气过水声,则证明在胃内
(3) 看:将胃管末端放入盛有水的水杯中,看有无气泡溢出,如果有气泡溢出,且同呼吸一致,则证明胃管在气道中

灌食
(1) 顺序:温开水→流质食物→温开水
(2) 将胃管末端抬高后反折,以防止食物反流

感谢合作,整理
(1) 协助患者清洁鼻孔、空腔
(2) 整理床单位,嘱患者维持原卧位 20~30 分钟
(3) 洗净鼻饲用的注射器,置于治疗盘内,用纱布盖好备用
(4) 鼻饲用物应每天更换消毒

固定胃管

记录
记录鼻饲的时间,鼻饲物的种类、量,患者反应等

2. 拔管 评估→备物→核对、解释→置弯盘于颌下→夹紧胃管末端置于弯盘内→取下别针、揭去胶布→用纱布环绕近鼻孔处胃管,嘱患者深呼吸→在患者呼气时拔管,边拔边擦拭,至咽喉处快速拔出→将胃管置于弯盘内并撤走→用纱布擦净面部→用松节油擦净胶布痕迹→70%乙醇溶液去除松节油气味→助患者漱口→取舒适卧位→整理床单元→感谢合作→整理用物→洗手、记录。

操作流程	要点说明

拔管:

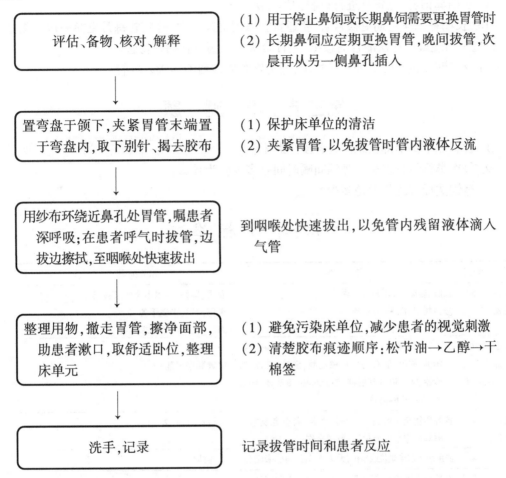

评估、备物、核对、解释

(1) 用于停止鼻饲或长期鼻饲需要更换胃管时
(2) 长期鼻饲应定期更换胃管,晚间拔管,次晨再从另一侧鼻孔插入

置弯盘于颌下,夹紧胃管末端置于弯盘内,取下别针、揭去胶布

(1) 保护床单位的清洁
(2) 夹紧胃管,以免拔管时管内液体反流

用纱布环绕近鼻孔处胃管,嘱患者深呼吸;在患者呼气时拔管,边拔边擦拭,至咽喉处快速拔出

到咽喉处快速拔出,以免管内残留液体滴入气管

整理用物,撤走胃管,擦净面部,助患者漱口,取舒适卧位,整理床单元

(1) 避免污染床单位,减少患者的视觉刺激
(2) 清楚胶布痕迹顺序:松节油→乙醇→干棉签

洗手,记录

记录拔管时间和患者反应

四 、注 意 事 项

1. 插入长度一般为:①前额发际至胸骨剑突处;②由鼻尖经耳垂到胸骨剑突处的距离。一般成人插入长度为 45~55cm。

2. 操作中应动作轻柔,与患者有效沟通。

3. 插入不畅时,检查胃管是否盘在口腔内,若是,可将胃管拔出少许,再小心插入。

4. 插管过程中若出现剧烈恶心、呕吐,可暂停插入,嘱患者深呼吸;如患者出现咳嗽、呼吸困难、发绀等现象,表明胃管插入气管,应立即拔出,休息后再重新插入。

5. 为昏迷患者插管时,插管前应先撤去患者枕头,头向后仰,当胃管插入 15cm 时,将下颌靠近胸骨柄,缓缓插入胃管至预定长度。

6. 证实胃管在胃内有三种方法:抽、听、看。

7. 每次鼻饲量不应超过 200ml,间隔时间不少于 2 小时;药片应研碎,溶解后灌入;鼻饲液温度保持在 38~40℃左右,不可过热或过冷;若灌入新鲜果汁,应与奶液分别灌入,防止产生凝块。

8. 鼻饲完毕后,再次注入少量温开水,冲净胃管避免鼻饲液积存在胃管腔内而变质,造成胃肠炎或堵塞管腔。

9. 长期鼻饲者,应每日进行口腔护理2次。

10. 长期鼻饲应定期更换胃管,普通胃管每周更换一次,硅胶管每月更换一次。更换胃管时,应于当晚最后一次灌食后拔出,翌日晨从另一侧鼻孔插入胃管。

11. 拔管时,拔至咽喉处快速拔出,避免胃管内残留液体滴入气管。

第三节 检 测 题

1. 食管三个狭窄部位距门齿各多少厘米?
2. 每次鼻饲量是多少? 鼻饲间隔时间是多少? 为什么?
3. 鼻饲法插管的长度是多少?

附:评 分 标 准

项目	分值	内 容	扣分细则	扣分
着装仪表	5	衣服、鞋帽、口罩符合要求 修剪指甲、洗手、戴口罩 态度认真、仪表稳重、待人礼貌	衣服、鞋帽、口罩不合要求各-1 未剪指甲、未洗手各-2 态度、仪表不合要求各-2	
用物准备	10	治疗碗(内盛压舌板、镊子、胃管、纱布2块)、石蜡油、棉签、胶布、剪刀、橡皮圈、别针、弯盘、听诊器、30~50ml注射器、温开水杯、流质杯、松节油、70%乙醇溶液	缺一件-1 放置顺序零乱-2	
患者准备	4	备齐用物至床旁,核对床号、姓名;向患者及家属解释操作目的及过程,取得合作	未核对解释-2	
	4	协助患者取半坐位或坐位,无法坐起者采取左侧卧位	未摆体位-4	
	2	将治疗巾围于患者颌下,弯盘置于便于取用处		
	4	选择通畅一侧,湿棉签清洁鼻腔	未清洁-2	
插管	4	将液体石蜡油倒少许于纱布上,润滑胃管前端10~20cm	长度不够-2	
	3	测量胃管插入的长度并做一标记,耳垂至鼻尖至剑突	方法错误-3	
	3	一手持纱布托住胃管,一手持镊子夹住胃管,沿选定侧鼻孔向前向下轻轻插入	手法不正确-3	
	4	插入至10~15cm(咽喉部)时,嘱患者做吞咽动作,当患者吞咽时顺势将胃管向前推进,直至预定长度(45~55cm)。胶布固定于鼻翼	边做边口述,如无口述-2	
	4	插入中如患者出现剧烈恶心呕吐,可暂停插入,嘱患者做深呼吸;如患者出现呛咳、呼吸困难、发绀等现象,表明胃管误入气管,应立即拔出胃管,休息片刻后,再重新插入	无口述-4	
	4	为昏迷患者插管:插管前应协助患者去枕,头向后仰;当胃管插入15cm时,将患者头部托起,使下颌靠近胸骨柄,缓缓插入胃管至预定长度	边做边口述,无口述-4	

项目	分值	内　　容	扣分细则	扣分
检查是否在胃内	10	确定胃管是否在胃内;三种方法:①连接注射器于胃管后回抽,抽出胃液。②置听诊器于患者胃部,快速经胃管向胃内注入 10ml 空气,听到气过水声。③将胃管末端置于盛水的治疗碗内,无气体逸出	未证实-10 缺一项-3	
	2	证实胃管在胃内后,胶布固定于颊部	无固定-2	
灌注鼻饲饮食	6	50~100ml 注射器连接胃管末端,先回抽见有胃液,再注入少量温开水,缓慢注入鼻饲液或药液;鼻饲完毕再次注入少量温开水,末端抬高	鼻饲前后未注入温开水-6	
	4	末端反折,纱布包好,用橡皮圈系紧或夹子加紧,用别针固定于大单、枕旁或患者衣领处	未反折-2 不固定-2	
	4	协助擦净口、鼻、面部,整理床单位,嘱患者保持原体位 20~30 分钟	未整理扣-2 未嘱咐患者-2	
	2	清理用物,洗净注射器,包好备用		
	2	洗手,记录鼻饲物的种类、量、灌食时间,患者的反应	未记录-2	
拔管	4	拔管:颌下置弯盘,夹紧胃管开口端置弯盘中,揭取胶布,嘱患者深吸气;当患者慢慢呼气时,轻快拔出胃管置弯盘中,擦去胶布痕迹;协助患者取舒适卧位,整理用物	未夹紧胃管开口端-2 未在患者屏气或呼气时拔出-2	
整体质量	10	操作熟练、步骤正确 动作准确,轻巧敏捷 态度友好,语言规范 应变能力强	熟练程度差、步骤混乱各-3 动作迟缓-3 态度生硬、沟通欠缺各-2 不能灵活应变-2	
时间	5	全过程 15 分钟	每超 1 分钟-1	
			总扣分:	
			得分:	

第十六章 男、女患者导尿术

第一节 目的要求

1. 熟悉男性、女性会阴的解剖结构和尿道的生理特点。
2. 掌握导尿术、留置导尿术的目的、适应证和注意事项。
3. 掌握男性、女性患者导尿的操作方法。
4. 做到严格遵守无菌操作原则,动作轻巧、稳重、准确,体现对患者的尊重与关心。

第二节 教学内容 导尿术

一、目 的

1. 为尿潴留患者引流出尿液,以减轻痛苦。
2. 协助临床诊断。
3. 为膀胱肿瘤患者进行膀胱化疗。

二、适 应 证

尿潴留、膀胱肿瘤行膀胱化疗、需留尿做细菌培养的患者。

三、操 作 方 法

(一) 评估

1. 患者的病情、临床诊断、导尿的目的、意识状态、生命体征、心理状况。
2. 患者的生活自理能力、合作理解程度。
3. 患者膀胱充盈度及会阴部皮肤黏膜状况。

(二) 计划

1. 预期结果
(1) 患者能理解导尿目的,能配合操作。
(2) 尿潴留患者身心痛苦减轻,舒适感增加。
(3) 无泌尿系感染或黏膜损伤发生。
2. 用物准备 治疗盘、无菌导尿包(内装导尿管 2 根、弯直血管钳各 1 把、小药杯内置棉球 5~6 个、石蜡油棉球瓶、有盖标本瓶、孔巾、弯盘 2 个)、无菌手套、无菌持物钳、治疗碗

(内盛 0.05%碘伏棉球 13~15 个、弯血管钳 1 把、消毒手套 1 只)、0.05%碘伏溶液、弯盘、小橡胶单及治疗单、便盆及便盆巾、屏风。

(三)实施

操作流程(以女患者为例):核对、解释、遮挡患者→摆体位→初次消毒会阴→脱污手套,移弯盘及治疗碗置于治疗车下层→打开导尿包→倒取 0.05%碘伏溶液,掀开便盆巾→戴无菌手套,铺孔巾→整理用物,润滑尿管→再次消毒→插管→留取尿标本→拔管,擦净外阴→脱手套、撤用物→协助患者整理衣被,取舒适体位,感谢合作→整理用物、环境→标本送检。

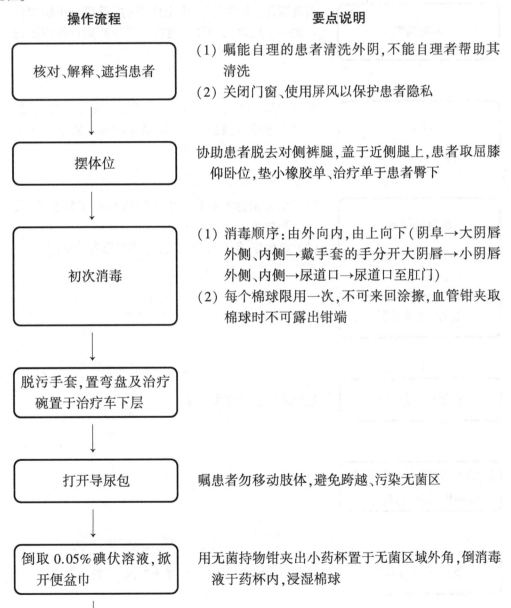

操作流程	要点说明
核对、解释、遮挡患者	(1) 嘱能自理的患者清洗外阴,不能自理者帮助其清洗 (2) 关闭门窗、使用屏风以保护患者隐私
摆体位	协助患者脱去对侧裤腿,盖于近侧腿上,患者取屈膝仰卧位,垫小橡胶单、治疗单于患者臀下
初次消毒	(1) 消毒顺序:由外向内,由上向下(阴阜→大阴唇外侧、内侧→戴手套的手分开大阴唇→小阴唇外侧、内侧→尿道口→尿道口至肛门) (2) 每个棉球限用一次,不可来回涂擦,血管钳夹取棉球时不可露出钳端
脱污手套,置弯盘及治疗碗置于治疗车下层	
打开导尿包	嘱患者勿移动肢体,避免跨越、污染无菌区
倒取 0.05%碘伏溶液,掀开便盆巾	用无菌持物钳夹出小药杯置于无菌区域外角,倒消毒液于药杯内,浸湿棉球

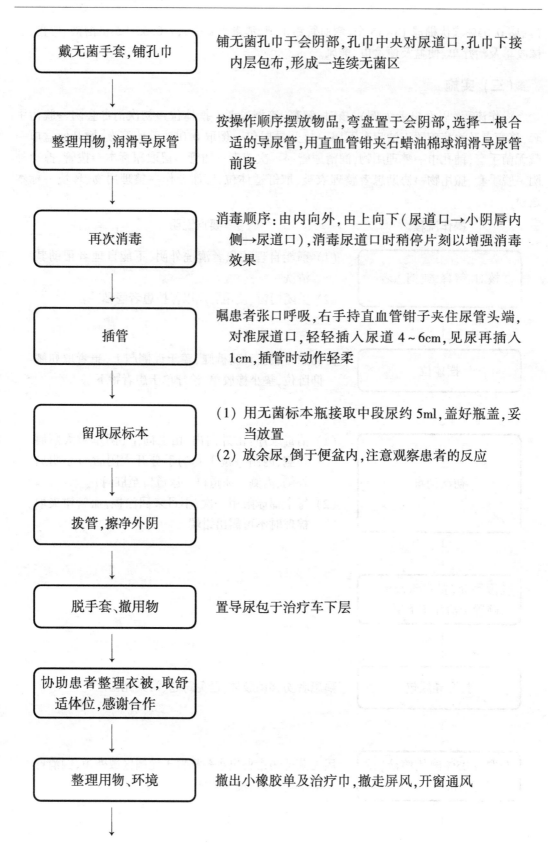

戴无菌手套,铺孔巾	铺无菌孔巾于会阴部,孔巾中央对尿道口,孔巾下接内层包布,形成一连续无菌区
整理用物,润滑导尿管	按操作顺序摆放物品,弯盘置于会阴部,选择一根合适的导尿管,用直血管钳夹石蜡油棉球润滑导尿管前段
再次消毒	消毒顺序:由内向外,由上向下(尿道口→小阴唇内侧→尿道口),消毒尿道口时稍停片刻以增强消毒效果
插管	嘱患者张口呼吸,右手持直血管钳子夹住尿管头端,对准尿道口,轻轻插入尿道 4~6cm,见尿再插入 1cm,插管时动作轻柔
留取尿标本	(1) 用无菌标本瓶接取中段尿约 5ml,盖好瓶盖,妥当放置 (2) 放余尿,倒于便盆内,注意观察患者的反应
拔管,擦净外阴	
脱手套、撤用物	置导尿包于治疗车下层
协助患者整理衣被,取舒适体位,感谢合作	
整理用物、环境	撤出小橡胶单及治疗巾,撤走屏风,开窗通风

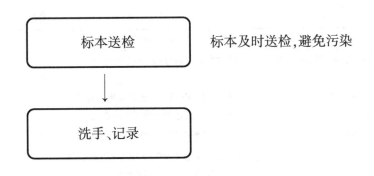

标本送检　　标本及时送检,避免污染

洗手、记录

四、注意事项

1. 用物必须严格灭菌,并按无菌操作进行,预防尿路感染。

2. 保护患者自尊,耐心解释,操作环境要遮挡。

3. 消毒外阴及尿道口的棉球每个限用一次。

4. 为女患者导尿时,如导尿管误入阴道,应换管重新插入。

5. 选择光滑和粗细适宜的导尿管,插管时动作要轻柔,避免损伤尿道黏膜。

6. 对膀胱高度膨胀且极度虚弱的患者,第一次放尿不应超过 1000ml。因为大量放尿,使腹内压突然降低,血液大量滞留腹部血管内,导致血压下降而虚脱;又因为膀胱内突然降压,引起黏膜急剧充血而发生血尿。

【检测题】

1. 简述女患者尿道的解剖特点和长度。

2. 简述女患者导尿术两次消毒的顺序。

3. 膀胱高度膨胀时,第一次放尿不得超过 1000ml,为什么?

附:评分标准

项目	分值	内容	扣分细则	扣分
着装仪表	5	衣服、鞋帽、口罩符合要求 修剪指甲、洗手、戴口罩 态度认真、仪表稳重、待人礼貌	衣服、鞋帽、口罩不合要求各-1 未剪指甲、未洗手各-2 态度、仪表不合要求各-2	
用物准备	5	治疗盘、无菌导尿包(内装导尿管 2 根、弯直血管钳各 1 把、小药杯内置棉球 5~6 个、石蜡油棉球瓶、有盖标本瓶、孔巾、弯盘 2 个)、无菌手套、无菌持物钳、治疗碗(内盛 0.05% 碘伏棉球 13~15 个、弯血管钳 1 把、消毒手套 1 只)、0.05%碘伏溶液、弯盘、小橡胶单及治疗单、便盆及便盆巾、屏风	少一件-2,后补一件-1,放置不合理-2	
环境准备	5	环境安静,关闭门窗、遮挡患者	一项不合要求-2	

续表

项目	分值	内　　　容	扣分细则	扣分
操作过程	60	核对,解释,患者体位舒适,脱裤,铺小橡胶单及治疗单	未核对-4,未解释-2,体位不当-2	
		左手戴手套、初次消毒外阴(由外到内)	用物放置不合理-2,消毒顺序不对-5,重复擦-2,血管钳使用不规范-3	
		在腿间打开导尿包、倒消毒液	开包不正确-2,污染一处-2,不倒液-2	
		戴手套、铺孔巾、放置用物	手套污染一处-2,重戴-5,铺巾未对准-2,铺巾方法错-5,用物放置不合理-2	
		润滑导尿管	不润滑-3	
		固定小阴唇,消毒(由内到外)	消毒顺序不对-5,重复擦-2,血管钳使用不规范-3,移污棉球跨越-2,手套污染-2	
		持尿管方法正确,插管准确,插管长度适宜	持管方法不当-3,插管污染-5,重插-10,长度不当-5	
		按要求留取标本	未正确留取-5,放置不妥-3	
		夹管后拔管	方法不对-3	
		脱手套、擦外阴	未擦外阴-2、脱手套不对-3	
		整理衣被、安置患者舒适体位,感谢合作	未整理-3,体位不当-2	
整理	10	整理用物、环境	一项未整理-2,用物处理不当-1	
		标本送检;洗手、记录	未及时送检标本-5,未洗手-2,未记录-5	
整体质量	10	操作熟练、步骤正确	熟练程度差、步骤混乱各-3	
		动作准确,轻巧敏捷	动作迟缓-3	
		态度友好,语言规范	态度生硬、沟通欠缺各-2	
		应变能力强	不能灵活应变-2	
		无菌观念强	严重违反无菌操作原则视为不及格	
时间	5	全过程15分钟	每超1分钟-1	
			总扣分:	
			得分:	

男患者留置导尿术

一、目　　的

1. 抢救危重、休克患者时正确记录每小时尿量、测量尿比重,以密切观察患者的病情变化。

2. 为盆腔手术排空膀胱,使膀胱持续保持空虚,避免术中误伤。

3. 某些泌尿系统疾病手术后留置导尿管,便于引流和冲洗,并减轻手术切口的张力,促进切口的愈合。

4. 为尿失禁或会阴部有伤口的患者引流尿液,保持会阴部的清洁干燥。

5. 为尿失禁患者行膀胱功能训练。

二、适　应　证

危重、休克、尿失禁、行盆腔手术、泌尿系统疾病手术后患者。

三、操　作　方　法

（一）评估

1. 患者的病情、临床诊断、导尿的目的、意识状态、生命体征、心理状况。
2. 患者的生活自理能力、合作理解程度。
3. 患者膀胱充盈度及会阴部皮肤黏膜状况。

（二）计划

1. 预期结果
（1）患者能理解导尿目的,能配合操作。
（2）尿失禁患者身心痛苦减轻,舒适感增加。
（3）无泌尿系感染或黏膜损伤发生。
2. 用物准备　一次性无菌导尿包:治疗巾外(图16-1)有小方盘、碘伏棉球、手套、纱布、镊子;治疗巾内(图16-2)有大方盘、弯盘、孔巾、碘伏消毒棉球1包、石蜡油棉球1包、气囊导尿管、10ml注射器(装有无菌水)、1000ml引流袋、试管、插管镊子、消毒镊子、纱布、润滑棉球、小橡胶单及治疗巾、屏风。

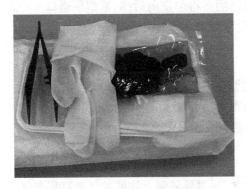

图16-1　治尿巾外用物准备

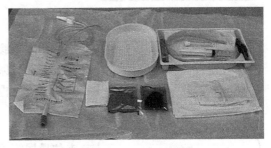

图16-2　治疗巾内用物准备

（三）实施

操作流程(以男患者为例):核对、解释、遮挡患者→摆体位→在两腿间打开导尿包→初次消毒会阴→打开治疗巾→戴无菌手套→铺孔巾→整理用物,润滑尿管→再次消毒→插管→固定尿管并检测→连接引流袋→固定引流管→撤下治疗巾→脱手套、撤用物→协助患者整理衣被,取舒适体位,介绍护理方法,感谢合作→整理用物、环境。

操作流程	要点说明
核对、解释、遮挡患者	（1）嘱能自理的患者清洗外阴，不能自理者帮助其清洗 （2）关闭门窗、使用屏风以保护患者隐私
摆体位	助患者脱去对侧裤腿，盖于近侧腿上，患者取屈膝仰卧位，垫小橡胶单、治疗单于患者臀下
打开导尿包，初次消毒会阴	消毒顺序：阴阜→阴茎→阴囊，用无菌纱布包裹阴茎后推包皮，旋转擦拭消毒尿道口→龟头→冠状沟
打开治疗巾，戴无菌手套，铺孔巾	戴无菌手套后铺孔巾于会阴部，孔巾中央对尿道口，孔巾下接治疗巾，形成一连续无菌区
整理用物，润滑导尿管	按操作顺序摆放物品，弯盘置于会阴部，用插管镊子夹取石蜡油棉球润滑导尿管前段
再次消毒	（1）用纱布包裹阴茎将包皮向后推，暴露尿道口 （2）消毒顺序：尿道口→龟头→冠状沟
插管	提起阴茎与腹壁呈60°，嘱患者张口呼吸，用插管镊子夹取导尿管对准尿道口轻轻插入 20～22cm，见尿液流出再插入 5～7cm
固定尿管并检测	夹住导尿管尾端，根据导尿管上注明的气囊容积向气囊内注入等量无菌水，轻拉导尿管有阻力感
连接引流袋，固定引流管	导尿管末端与引流袋的引流管接头相连，用橡皮圈和别针将引流袋的引流管固定在大单上，引流袋挂在床沿，开放导尿管

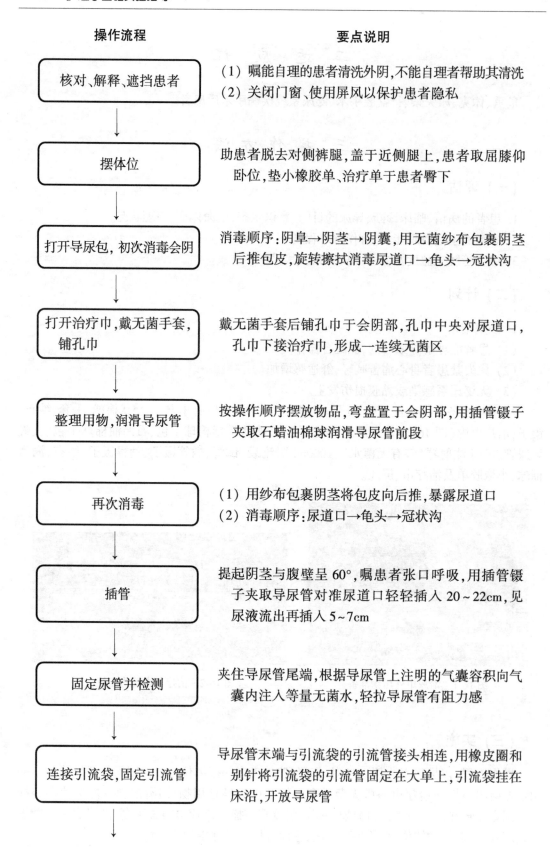

```
┌─────────────────────────┐
│        撤走治疗巾         │
└─────────────────────────┘
            │
            ▼
┌─────────────────────────┐
│      脱手套、撤用物       │
└─────────────────────────┘
            │
            ▼
┌─────────────────────────┐
│  协助患者整理衣被,取舒   │
│  适体位,介绍护理方       │
│  法,感谢合作             │
└─────────────────────────┘
            │
            ▼
┌─────────────────────────┐
│ 整理用物、环境、洗手、记录 │   开窗通风
└─────────────────────────┘
```

四、注意事项

1. 双腔气囊导尿管固定时要注意膨胀的气囊不能卡在尿道内口,以免气囊压迫膀胱,造成黏膜的损伤。

2. 保护患者自尊,耐心解释,操作环境要遮挡。

3. 严格无菌技术操作,防止泌尿系统感染。

4. 引流管要留出足够长度,防止因翻身牵拉,使导尿管脱出。

5. 引流袋要固定在低于膀胱的高度,防止尿液反流造成泌尿系统(图16-3)。

6. 保持引流通畅,防止导尿管受压、扭曲、堵塞。

7. 鼓励患者多饮水并适当地活动以减少尿路感染的机会。

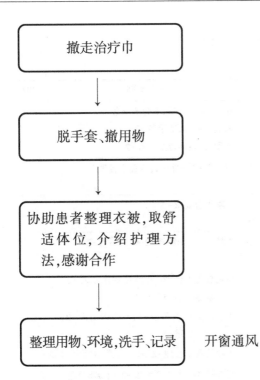

图16-3　引流袋放置

【检测题】

1. 简述男患者尿道的解剖特点和长度。

2. 如何预防留置导尿管的患者发生泌尿系统感染?

附:评分标准

项目	分值	内 容	扣分细则	扣分
着装仪表	5	衣服、鞋帽、口罩符合要求 修剪指甲、洗手、戴口罩 态度认真、仪表稳重、待人礼貌	衣服、鞋帽、口罩不合要求各-1 未剪指甲、未洗手各-2 态度、仪表不合要求各-2	
用物准备	5	一次性无菌导尿包、小橡胶单及治疗单、屏风	少一件-2,后补-1,放置不合理-2	
环境准备	5	环境安静,关闭门窗,遮挡患者	一项不合要求-2	
操作过程	60	核对,解释,患者体位舒适,脱裤,铺小橡胶单及治疗单	未核对-4,未解释-2,体位不当-2	
		在腿间打开导尿包,初次消毒	用物放置不合理-2,消毒顺序不对-5,重复擦-2,不规范-3	
		打开治疗巾,戴无菌手套,铺孔巾	手套污染-10,重戴-5,孔巾未对准-2,铺巾方法错-5	
		整理用物,润滑导尿管	用物放置不合理-2,未润滑管-3	
		再次消毒	消毒顺序不对-5,重复擦-2,消毒不规范-3,移污棉球跨越-2,手套污染-2	
		提起阴茎与腹壁呈60°,持尿管方法正确,插管准确,插管长度适宜	未提阴茎-5,持管方法不当-3,插管污染-5,重插-10,长度不当-5	
		固定尿管并检测	未注液-3,量不准确-3,未检测-3	
		连接引流袋,固定引流管	污染一处-2,固定不恰当-3	
		撤走治疗巾,脱手套,撤用物	少撤一物-2,未脱手套-2	
整理	10	协助患者整理衣被,取舒适体位,向患者解释留置导尿的护理方法,感谢合作 整理用物、环境 洗手、记录	体位不适-2,床单位未整理-2,未解释-3 未整理-2,未洗手-2,未记录-5	
整体质量	10	操作熟练,步骤正确 动作准确,轻巧敏捷 态度友好,语言规范 应变能力强 无菌观念强	熟练程度差、步骤混乱各-3 动作迟缓-3 态度生硬、沟通欠缺各-2 不能灵活应变-2 严重违反无菌操作原则视为不及格	
时间	5	全过程15分钟	每超1分钟-1	
			总扣分:	
			得分:	

第十七章 大量不保留灌肠法

第一节 目的要求

1. 掌握灌肠法溶液配制(量、温度、浓度),灌注压力,插管长度及卧位。
2. 熟悉灌肠故障的处理。
3. 掌握大量不保留灌肠的操作方法及记录方法。
4. 做到态度认真,操作规范、有序,关心爱护患者。

第二节 教学内容

一、目 的

1. 解除便秘、肠胀气。
2. 清洁肠道,为肠道手术、检查或分娩做准备。
3. 稀释并清除肠道内的有害物质,减轻中毒。
4. 灌入低温液体,为高热患者降温。

二、适 应 证

便秘、中毒、高热、行肠道手术、肠道检查患者。

三、灌 肠 溶 液

1. 溶液 0.1%~0.2%肥皂液或等渗盐水。
2. 温度 39~41℃,降温为 28~32℃,中暑为 4℃。
3. 量 成人为 500~1000ml,小儿为 200~500ml。

四、操 作 方 法

(一) 评估

1. 患者的病情、临床诊断、灌肠的目的。
2. 患者的意识状态、生命体征、心理状况和排便情况。
3. 患者对灌肠的理解配合程度。

（二）计划

1. 预期结果

（1）患者能说出灌肠目的、自愿配合。

（2）灌肠后患者能排出肠道积气和粪便。

（3）高热患者在灌肠后30分钟测得体温恢复至正常范围。

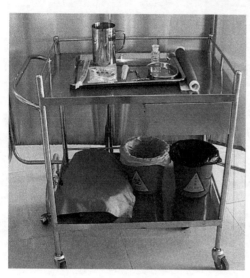

图 17-1　用物准备

2. 用物准备（图 17-1）　治疗盘、灌肠装置一套（包括肛管）、量杯（内盛灌肠溶液）、弯盘、石蜡油、棉签、卫生纸、小橡胶单及治疗巾、血管钳（备用），另备便器、输液架、屏风。

（三）实施

操作流程：核对、解释、遮挡患者→摆体位→垫小橡胶单及治疗巾于臀下→准备灌肠装置→润滑肛管、排气→插管→左手固定，右手打开调节器，使灌肠液缓缓流入→观察患者反应及液面下降情况→夹管、拔出肛管→擦净肛门→撤去弯盘、小橡胶单及治疗巾→协助患者取舒适卧位→整理床单位→感谢合作，嘱患者尽可能保留5~10分钟后排便→整理用物、环境→洗手、记录。

操作流程	要点说明
核对、解释、遮挡患者	（1）嘱患者排尿 （2）关闭门窗、使用屏风以保护患者隐私
摆体位	协助患者取左侧卧位，双腿屈曲，脱裤露出臀部，臀部尽可能靠近床沿
垫小胶单及治疗巾于臀下	保护床单不被污染
准备灌肠装置	置弯盘于臀边，倒取灌肠溶液，挂灌肠袋于输液架上，袋内液面高于肛门40~60cm
润滑肛管、排气	排尽管内空气，夹闭，防止空气进入肠道

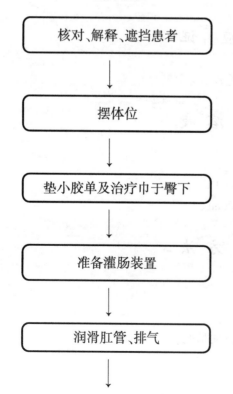

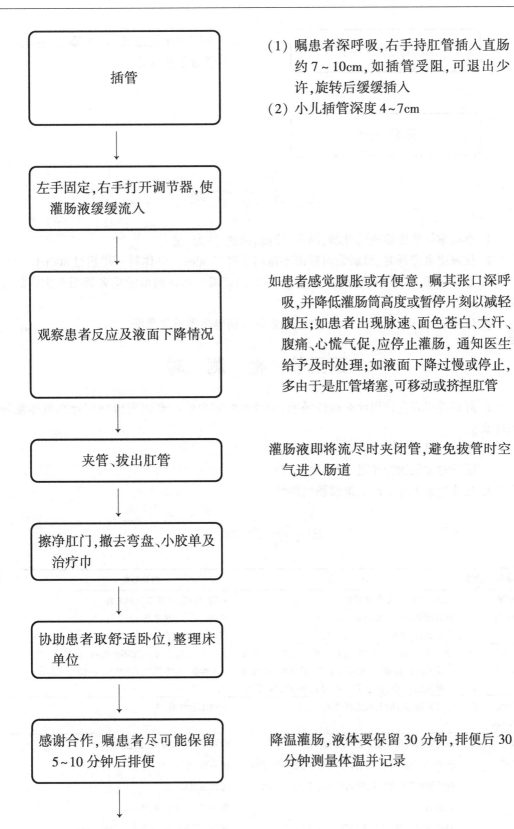

插管

（1）嘱患者深呼吸,右手持肛管插入直肠约 7～10cm,如插管受阻,可退出少许,旋转后缓缓插入
（2）小儿插管深度 4～7cm

左手固定,右手打开调节器,使灌肠液缓缓流入

观察患者反应及液面下降情况

如患者感觉腹胀或有便意,嘱其张口深呼吸,并降低灌肠筒高度或暂停片刻以减轻腹压;如患者出现脉速、面色苍白、大汗、腹痛、心慌气促,应停止灌肠, 通知医生给予及时处理;如液面下降过慢或停止,多由于是肛管堵塞,可移动或挤捏肛管

夹管、拔出肛管

灌肠液即将流尽时夹闭管,避免拔管时空气进入肠道

擦净肛门,撤去弯盘、小胶单及治疗巾

协助患者取舒适卧位,整理床单位

感谢合作,嘱患者尽可能保留 5～10 分钟后排便

降温灌肠,液体要保留 30 分钟,排便后 30 分钟测量体温并记录

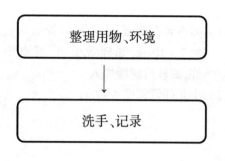

对于不能起床的患者,将便器、卫生纸、呼叫器置于易取处

五、注 意 事 项

1. 准确掌握灌肠溶液的性质、温度、浓度、流速、压力、量。
2. 伤寒患者灌肠时,灌肠袋内液面不得高于肛门 30cm ,液体量不得超过 500ml。
3. 肝昏迷患者禁用肥皂水灌肠;充血性心力衰竭和水钠潴留的患者禁用 0.9%氯化钠溶液灌肠。
4. 急腹症、妊娠、消化道出血、严重心血管疾病等患者禁忌灌肠。

第三节 检 测 题

1. 肝昏迷患者应使用什么液体灌肠,为什么?充血性心衰患者应使用什么液体灌肠,为什么?
2. 灌肠时患者为什么取左侧卧位?
3. 灌肠时如果插管受阻,应如何处理?
4. 在体温单中应如何记录灌肠结果?

附:评 分 标 准

项目	分值	内 容	扣分细则	扣分
着装仪表	5	衣服、鞋帽、口罩符合要求	衣服、鞋帽、口罩不合要求各-1	
		修剪指甲、洗手、戴口罩	未剪指甲、未洗手各-2	
		态度认真、仪表稳重、待人礼貌	态度、仪表不合要求各-2	
用物准备	10	治疗盘、灌肠装置一套(包括肛管)、量杯(内盛灌肠溶液)、弯盘、石蜡油、棉签、卫生纸、小橡胶单及治疗巾、血管钳(备用)、便器、输液架、	少一件-2,后补-1,放置不合理-2,灌肠溶液性质、浓度、温度不合要求各-10	
环境准备	5	环境安静,关闭门窗、遮挡患者	一项不合要求-2	
操作过程	55	核对,解释,协助患者左侧卧位	未核对-4,未解释-2,体位不当-2	
		脱裤,铺小橡胶单及治疗单于臀下,置弯盘于臀边	少一项-2	
		挂灌肠袋于输液架上,袋内液面高于肛门40~60cm	过高或过低-4	
		润滑肛管、排气	漏一项-4,方法不当-2	
		嘱患者深呼吸,插管手法正确,长度适宜	未嘱患者深呼吸-4,手法、长度不当各-4	

项目	分值	内　　容	扣分细则	扣分
操作过程	55	左手固定,右手打开调节器,使灌肠液缓缓流入	未固定肛管-4,灌液速度过快-4	
		观察患者反应及液面下降情况	一项不合要求-4	
		夹管、拔出肛管	拔管方法不正确-4	
		协助患者取舒适卧位,整理床单位	体位不适-2,未整理-2	
		感谢合作,嘱患者尽可能保留5~10分钟后排便	未交代-4	
整理	10	协助患者整理衣被,取舒适体位,向患者解释留置灌肠液的目的,感谢合作	体位不适-2,床单位未整理-2,未解释-3	整理
		整理用物、环境、洗手、记录	未整理-2,未洗手-2,未记录-5	
整体质量	10	操作熟练、步骤正确	熟练程度差、步骤混乱各-3	
		动作准确,轻巧敏捷	动作迟缓-3	
		态度友好,语言规范	态度生硬、沟通欠缺各-2	
		应变能力强	不能灵活应变-2	
		无菌观念强	严重违反无菌操作原则视为不及格	
时间	5	全过程10分钟	每超1分钟-1	
			总扣分:	
			得分:	

第十八章 药液抽吸

第一节 目的要求

1. 掌握自各种安瓿、密封瓶内吸取药液的方法。
2. 做到动作轻巧、熟练,不浪费药液,无污染。

第二节 教学内容

一、操作方法

(一) 评估

环境是否通风、干燥、光线明亮。

(二) 计划

1. 预期结果
(1) 能从不同制剂中抽吸准确的药液量。
(2) 抽吸药液时无污染、排尽空气且做到不浪费药液。
2. 用物准备(图 18-1) 注射盘、0.5%碘伏溶液、70%乙醇溶液、无菌持物镊、小砂轮、不锈钢无菌纱布盅、启瓶器、药品、注射器及针头、棉签、注射卡、弯盘。

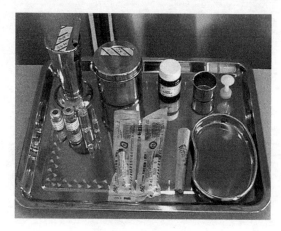

图 18-1　用物准备

(三) 实施

操作流程:备物、洗手、戴口罩→查对→选择注射器及针头→消毒、划痕、再消毒、折断

→衔接注射器及针头→右手正确手法持注射器→查对→左手持药液→抽吸药液(图 18-2)→查对→套上针头外套、备用→整理。

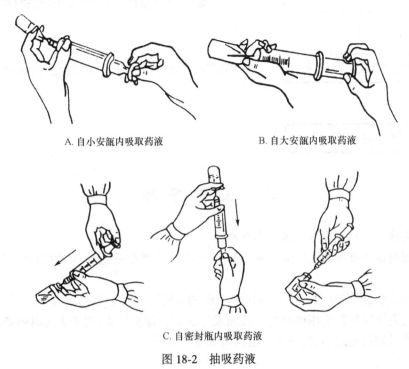

A. 自小安瓿内吸取药液   B. 自大安瓿内吸取药液

C. 自密封瓶内吸取药液

图 18-2 抽吸药液

操作流程	要点说明
操作前的准备、查对	用物、操作者准备;认真查对所用药物的装置、药名、浓度、剂量、有效时间及药物质量
选择合适注射器及针头	根据给药的剂量、黏稠度和刺激性的强弱选择不同型号的注射器及针头。注射刺激性强应选择细长的针头
消毒、划痕、再消毒、折断	安瓿颈部若有蓝色标记,则不须划痕,用棉签蘸取消毒液消毒安瓿颈部两次,折断
抽吸药液	自安瓿内抽吸药液时,针头不可触及安瓿外口,针尖斜面向下,利于吸药。自密封瓶内抽吸药液时,往瓶内注入等量空气,以增加瓶内压力,利于吸药。抽药时不可触及活塞体部,以免污染药液

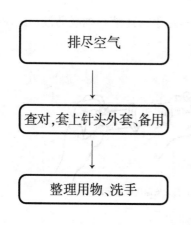

排尽空气 ——— 如注射器乳头偏向一边,排气时,使注射器乳头向上倾斜,使气泡集中于乳头根部,驱出气体

查对,套上针头外套、备用 ——— 将空安瓿或密封瓶放在一边,以便注射时再次查对

整理用物、洗手

二、注 意 事 项

1. 严格执行查对制度和无菌操作规程。

2. 从密封瓶内抽吸药液时需往瓶内注入所需药液等量的空气,以增加瓶内压力,避免形成负压。

3. 抽药时不能握住活塞体部,以免污染药液;排气时不可浪费药液以免影响药量的准确性。

4. 吸药完毕保护针头用原密封空药瓶或针头护套保护针头,置于无菌盘内备用。

5. 药液最好现用现抽吸,避免药液污染和效价降低。

第三节 检 测 题

1. 抽药时手只能接触注射器的哪个部分?为什么?

2. 从密封瓶内抽吸药液时应如何避免负压的形成?

3. 应如何抽吸结晶及粉剂的药液?

附:评分标准

程序	分值	内容	扣分细则	扣分
着装准备	5	衣服、鞋帽、口罩符合要求 修剪指甲、洗手、戴口罩 态度认真、仪表稳重、举止大方	衣服、鞋帽、口罩不合要求各-1 未剪指甲、未洗手各-2 态度、仪表不合要求各-2	
用物准备	10	注射盘、0.5%碘伏溶液、70%乙醇溶液、无菌持物镊、小砂轮、不锈钢无菌纱布盘、启瓶器、药品、注射器及针头、棉签、注射卡、弯盘	缺一件-2 放置顺序零乱-2	
药品准备	10	准备用物并检查有效期,取无菌治疗巾铺无菌盘	未检查有效期-5	
	15	核对注射卡、药物,检查药物	未按无菌溶液检查-5	
	15	将安瓿尖端药液弹下,划痕,用消毒液消毒并擦去玻璃细屑,掰安瓿	违反各-5	

续表

程序	分值	内容	扣分细则	扣分
药品	10	检查注射器,固定针栓	未检查-5	
准备	10	吸药,排气	污染一次-3	
			未吸净药物-3	
			排气不彻底-3	
			浪费药液-3	
	10	套上护针帽或安瓿,放置于无菌巾内		
整体	10	操作熟练、步骤正确	熟练程度差、步骤混乱各-3	
质量		动作准确、轻巧敏捷	动作迟缓-3	
		无菌观念强	严重违反无菌操作原则视为不及格	
时间	5	全过程10分钟	每超1分钟-1	
			总扣分:	
			得分:	

第十九章　皮内、皮下、肌内注射

第一节　目的要求

1. 熟悉皮内、皮下、肌内注射的目的、常用部位及定位方法。
2. 掌握皮内、皮下、肌内注射的操作方法。
3. 做到严格查对,无菌操作,遵循注射原则,爱护患者。

第二节　教学内容

一、目　的

1. 皮内注射　药物过敏试验、预防接种、局部麻醉的起始步骤。
2. 皮下注射　需迅速达到药效又不能或者不宜经口服给药时、预防接种、局部麻醉用药。
3. 肌内注射　不宜做静脉注射、要求比皮下注射更快发生药效者,用于注射刺激性较强或药量较大的药物。

二、操作方法

(一) 评估

1. 患者用药史及有无过敏反应。

2. 注射部位皮肤状况。
3. 所用药物可能产生的疗效与不良反应。
4. 患者对注射目的的理解及合作程度。

(二) 计划

1. 预期结果
(1) 患者通过注射给药获得所需的药液量。
(2) 患者能理解皮内、皮下、肌内注射的目的,有安全感,愿意接受。
2. 用物准备(图 19-1)　注射盘、

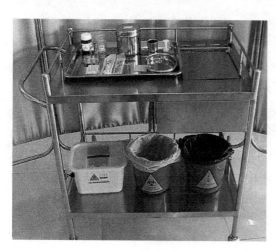

图 19-1　用物准备

0.5%碘伏溶液、70%乙醇溶液、不锈钢盅(棉签)、砂轮、启瓶器、注射器及针头、药液、弯盘。

(三) 实施

操作流程:评估、备物、备药→查对、解释→取体位→消毒→查对→排气→绷紧皮肤、进针→回抽(除 ID 外)→推药→拔针、按压(除 ID 外)→查对、签名、询问患者感受及需要,感谢合作→整理用物、洗手。

操作流程	要点说明
评估、备物、备药、查对	评估患者:病情、药物过敏史、意识状态、心理状态、注射部位的皮肤状况。严格执行查对制度和无菌操作原则
取合适注射体位	肌内注射取侧卧位时,上腿伸直,下腿弯曲
定注射部位	(1) 皮内:前臂掌侧下段、三角肌下缘 (2) 皮下:上臂三角肌下缘、两侧腹壁、后背、大腿前侧和外侧 (3) 肌内:臀大肌、臀中肌臀小肌(2 岁以下婴幼儿)、髂前上棘外侧三横指处、上臂三角肌
消毒注射部位	(1) 用棉签蘸取消毒液,以注射点为中心螺旋式旋转涂擦两遍,直径在 5cm 以上 (2) 皮内注射禁用含碘的消毒液
再次查对、排气、进针	(1) 严格执行查对制度和无菌操作原则 (2) 排尽空气 (3) 进针角度:皮内 5° 或平行;皮下 30 ~ 40°;肌内 90° (4) 进针深度:皮内针头斜面;皮下针梗 1/2 ~ 2/3;肌内针梗 2/3
抽回血、推药	皮内注射不抽回血,静脉注射见回血方可推药 推药速度根据药物性质而定

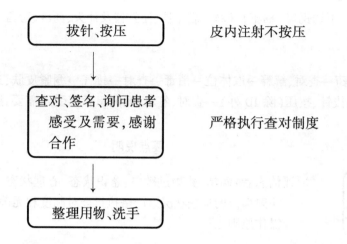

| | 皮内注射不按压 |

拔针、按压 → 查对、签名、询问患者感受及需要，感谢合作 严格执行查对制度 → 整理用物、洗手

三、注意事项

1. 严格执行查对制度和无菌操作规程。

2. 皮内注射忌用碘酊消毒，注射部位不可用棉签或手按揉，以防影响结果观察。

3. 皮下注射持针时，右手示指固定针栓，但不可接触针梗，以免污染。针头刺入角度不宜超过45°，以免刺入肌层。

4. 尽量避免应用对皮肤有刺激作用的药物做皮下注射。

5. 经常皮下注射者，应更换部位，建立轮流交替注射部位的计划。这样可以达到在有限的注射部位，吸收最大药量的效果。

6. 皮下注射少于1ml的药液时，必须用1ml注射器抽吸药液，以保证注入药液的剂量准确无误。

7. 需要两种药液同时注射，应注意配伍禁忌。

8. 2岁以下婴儿不宜选用臀大肌做肌内注射，因为幼儿在未能独自走路前，其臀部肌肉发育不完善，臀大肌注射有损伤坐骨神经的危险，应选用臀中肌或臀小肌注射。

第三节 检 测 题

1. 皮内注射、皮下、肌内注射的常用部位？注射进针角度及深度？

2. 臀大肌注射定位的具体方法？

附：评 分 标 准

皮内注射

程序	分值	内 容	扣分细则	扣分
着装准备	5	衣服、鞋帽、口罩符合要求	衣服、鞋帽、口罩不合要求各-1	
		修剪指甲、洗手、戴口罩	未剪指甲、未洗手各-2	
		态度认真、仪表稳重、待人礼貌	态度、仪表不合要求各-2	

程序	分值	内　　容	扣分细则	扣分
用物准备	10	注射盘、0.5%碘伏溶液、70%乙醇溶液、不锈钢棉签盅、砂轮、启瓶器、注射器及针头、药液、弯盘	缺一件-1 放置顺序零乱-2	
溶药前准备	4	备齐用物,取治疗巾,铺无菌盘		
	5	核对并检查药物	未检查-5 备错药物-10 检查方法不规范-2	
	3	启开青霉素(80万U)小瓶铝盖、常规消毒,消毒并打开0.9%氯化钠溶液安瓿		
	2	检查注射器,固定针栓		
配药	3	用注射器抽取4ml 0.9%氯化钠溶液,溶解青霉素		
	10	用1ml注射器吸0.1ml青霉素液,加入0.9%氯化钠溶液0.9ml,摇匀,排气,推出0.9ml于污物盘内;保留0.1ml青霉素液加入0.9%氯化钠溶液0.9ml,摇匀,排气,推出0.9ml于污物盘内;保留0.25ml青霉素液,加入0.9%氯化钠溶液0.75ml,摇匀	稀释药液未摇匀(一次)-2	
注射	3	注射器套上护针帽,放置于无菌巾内盖好,携物至床旁		
	3	核对床号、姓名,解释	未核对-2 未解释-1	
	3	详细询问有无过敏史、用药史、家族史	未询问-3 少一项-1	
	3	暴露注射部位,选前臂掌侧下1/3处,用70%乙醇溶液消毒	部位不正确-2 消毒范围不正确-2 消毒方法不正确-3	
	2	待干,取出注射器,核对、排气		
	15	左手绷紧患者前臂皮肤,右手持注射器,中指固定针栓,针尖斜面向上与皮肤呈5°角进针,针尖斜面刺入后,松开左手以左手拇指固定针栓,右手推药0.1ml,拔针,勿按压	注射部位错、过深、过浅、皮丘过小、药液漏出或拔针后按压各-3	
	2	看表计时		
	3	向患者交代注意事项		
	2	操作后核对,整理床单位		
	2	清理物品:注射盘放回原处,妥善处理污物,清洁污物盘,将注射器和针头分别泡在消毒液里,洗手	未清理-2 清理不当-1	
	5	20分钟后观察反应,记录结果		
整体质量	10	操作熟练、步骤正确 动作准确,轻巧敏捷 态度友好,语言规范 无菌观念强	熟练程度差、步骤混乱各-3 动作迟缓-3 态度生硬、沟通欠缺-2 严重违反无菌操作原则视为不及格	
时间	5	全过程10分钟	每超1分钟-1	
			总扣分:	
			得分:	

皮下注射

程序	分值	内　　容	扣分细则	扣分
着装准备	5	衣服、鞋帽、口罩符合要求	衣服、鞋帽、口罩不合要求各-1	
		修剪指甲、洗手、戴口罩	未剪指甲、未洗手各-2	
		态度认真、仪表稳重、待人礼貌	态度、仪表不合要求各-2	
用物准备	10	注射盘、无菌镊子及镊子筒、无菌棉签、0.5%碘伏溶液、70%乙醇溶液、弯盘、砂轮、启瓶器、药品、注射器及针头、无菌治疗巾、注射卡	缺一件-2 放置顺序零乱-2	
药品准备	4	准备用物并检查有效期,取治疗巾,铺无菌盘	未检查有效期-3	
	4	核对注射卡、药物,检查药物		
	5	将安瓿尖端药液弹下,划痕,用棉签蘸取消毒液消毒并擦去玻璃细屑,掰安瓿		
	2	检查注射器,固定针栓		
	4	吸药,排气	污染一处-2 未吸净药物-1 浪费药液-1 排气不彻底-1	
	3	套上护针帽或安瓿,放置于无菌巾内		
注射	4	携物至床旁,核对床号、姓名,解释		
	3	协助患者取适当体位(一般取坐位或卧位,做插腰姿势)	体位不当-2	
	5	暴露出上臂三角肌,在其下缘用0.5%碘伏溶液消毒皮肤两次待干	消毒方法及范围不符合要求各-2	
	6	取出注射器,核对、排气	未核对者-4	
	8	左手绷紧注射部位皮肤,右手持注射器,食指固定针栓,使针头与皮肤呈30°~40°,快速刺入针梗的2/3	进针角度、深度不合格各-3;注射剂量不准确-3	
	6	放开左手,抽无回血时,缓慢推药		
	4	注射毕,干棉签按压针眼,快速拔针	拔针慢,按压不当各-2	
注射后处理	4	观察局部,如无回血,将棉签取出		
	4	注射后核对,整理床单位	未核对者-3	
	4	清理物品,洗手	未洗手-2	
整体质量	10	操作熟练、步骤正确 动作准确,轻巧敏捷 态度友好,语言规范 无菌观念强	熟练程度差、步骤混乱各-3 动作迟缓-3 态度生硬、沟通欠缺各-2 严重违反无菌操作原则视为不及格	
时间	5	全过程5分钟	每超1分钟-1	
			总扣分:	
			得分:	

肌内注射

程序	分值	内　　容	扣分细则	扣分
着装 准备	5	衣服、鞋帽、口罩符合要求 修剪指甲、洗手、戴口罩 态度认真、仪表稳重、待人礼貌	衣服、鞋帽、口罩不合要求各-1 未剪指甲、未洗手各-2 态度、仪表不合要求各-2	
用物 准备	10	注射盘、无菌镊子及镊子筒、无菌棉签、0.5%碘伏 溶液、70%乙醇溶液、无菌治疗巾、药品、注射器 及针头、弯盘、砂轮、启瓶器、注射卡	缺一件-2 放置顺序零乱-2	
吸药前 准备	3	取治疗巾,铺无菌盘		
	6	核对注射卡、药物,检查药物	未核对-4	
	3	将安瓿尖端药液弹下,划痕,用乙醇棉球消毒并擦 去玻璃细屑,掰安瓿		
	3	检查注射器,固定针栓		
吸药	6	吸药,排气,套上护针帽或安瓿,放置于无菌巾内	污染一处-2 未吸净药物-1 浪费药液-1	
注射前 准备	4	携物至床旁,核对床号、姓名,解释。		
	5	协助患者取适当姿势(侧卧位,上腿伸直,下腿弯 曲),肌肉放松	体位不当-3	
	8	取合适注射部位(口述臀大肌注射两种定位法)	定位不准确-4	
	4	暴露注射部位,用0.5碘伏消毒皮肤两次待干	消毒范围、方法合要求各-2	
注射	5	取出注射器,核对、排气	浪费药液-1 排气不彻底-1	
	8	左手拇指食指指绷紧皮肤,小指与无名指处夹一干 棉签,右手持注射器,中指固定针栓,快速垂直 刺入针梗的2/3	进针慢-2 角度、深度不合要求各-2	
	8	松开左手,抽无回血时,缓慢推药	推药过快-2	
注射后 处理	3	注毕,干棉签按压针眼,快速拔出	拔针慢,按压不当各-2	
	4	核对用物,整理床单位,清理用物,洗手		
整体 质量	10	操作熟练、步骤正确 动作准确,轻巧敏捷 态度友好,语言规范 无菌观念强	熟练程度差、步骤混乱各-3 动作迟缓-3 态度生硬、沟通欠缺各-2 严重违反无菌操作原则视为不及格	
时间	5	全过程5分钟	每超1分钟-1	
			总扣分:	
			得分:	

第二十章　动静脉注射法

第一节　教学内容　静脉穿刺注射法

一、目 的 要 求

1. 熟悉静脉注射的目的,常用部位及选择血管的原则与方法。
2. 掌握静脉注射的操作方法。
3. 掌握静脉注射失败的常见原因及处理方法。
4. 做到严格查对、无菌操作、遵循注射原则,爱护患者。

二、教 学 内 容

（一）目的

1. 药物不宜口服、皮下或肌内注射,需迅速发生药效时,可采用静脉注射法。
2. 药物因浓度高、刺激性大、量多而不宜采取其他注射方法。
3. 做诊断、试验检查时,由静脉注入药物,如为肝、肾、胆囊等 X 线摄片。
4. 用于静脉营养治疗。

（二）操作方法

1. 评估
（1）患者的病情、意识状况、局部皮肤及血管情况。
（2）患者的心理状态、合作程度。
2. 计划　用物准备:0.5%碘伏溶液、70%乙醇溶液、棉签、注射器及针头(含药液)、止血带及小枕、弯盘。
3. 实施　操作流程:评估、备物、备药→查对、解释→选择血管→消毒→扎止血带→消毒→查对、排气→绷紧皮肤进针→回抽→见血松止血带,推药→拔针、按压→查对、签名→整理用物、洗手。

操作流程	要点说明
核对医嘱、正确抽吸药液,查、解、问、评估	根据医嘱严格执行查对制度和无菌原则,确认患者

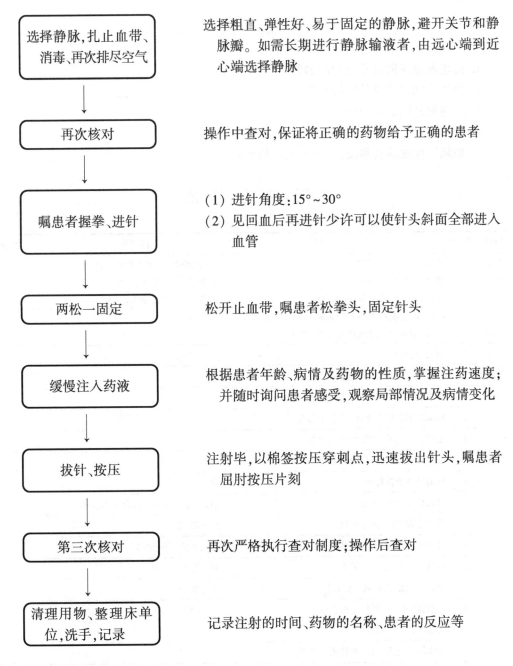

选择静脉,扎止血带、消毒、再次排尽空气	选择粗直、弹性好、易于固定的静脉,避开关节和静脉瓣。如需长期进行静脉输液者,由远心端到近心端选择静脉
再次核对	操作中查对,保证将正确的药物给予正确的患者
嘱患者握拳、进针	(1) 进针角度:15°~30° (2) 见回血后再进针少许可以使针头斜面全部进入血管
两松一固定	松开止血带,嘱患者松拳头,固定针头
缓慢注入药液	根据患者年龄、病情及药物的性质,掌握注药速度;并随时询问患者感受,观察局部情况及病情变化
拔针、按压	注射毕,以棉签按压穿刺点,迅速拔出针头,嘱患者屈肘按压片刻
第三次核对	再次严格执行查对制度;操作后查对
清理用物、整理床单位,洗手,记录	记录注射的时间、药物的名称、患者的反应等

(三) 注意事项

1. 需长期静脉给药者,为了保护静脉,应有次序地由远端到近端地选择血管,进行注射。

2. 根据病情及药物性质,掌握注入药物的速度,并随时听取患者的主诉,观察注射局部以及病情变化。

3. 对组织有强烈刺激的药物,应另备盛有 0.9%氯化钠溶液的注射器和头皮针。注射时先做穿刺,注入少量 0.9%氯化钠溶液,证实针头确在血管内,再取下注射器(针头不动),调换抽有药液的注射器进行注射,以防止药物外溢于组织内而发生坏死。

三、检 测 题

1. 简述静脉注射时常选择的静脉。
2. 简述静脉注射时的进针角度。
3. 简述股静脉的解剖位置。
4. 静脉注射时应怎样选择静脉？
5. 如刺激性强的药物漏出血管外，如何处理？

附：评 分 标 准

项目	分值	内 容	扣分细则	扣分
着装仪表	5	衣服、鞋帽、口罩符合要求 修剪指甲、洗手、戴口罩 态度认真、仪表稳重、待人礼貌	衣服、鞋帽、口罩不合要求各-1 未剪指甲、未洗手各-2 态度、仪表不合要求各-2	
用物准备	5	0.5%碘伏溶液、70%乙醇溶液、棉签、注射器及针头（含药液）、止血带及小枕、弯盘	少一项-1	
抽吸药液	5	核对、检查药液	未核对-2	
	5	正确使用无菌镊、无菌容器		
	3	锯安瓿、消毒安瓿砂轮方法正确		
	2	钳取注射器针头方法正确，不污染		
	5	正确抽吸药液，抽吸后正确放置		
注射	3	对患者做好解释，取得患者合作		
	6	核对药物及执行卡	少一项-3	
	4	消毒皮肤范围、方法正确	消毒方法、范围不符合要求各-2	
	4	系止血带部位、方法正确	少一项-2	
	3	排气方法正确，不浪费药液	排气方法不正确-5	
	15	注射方法正确，一针见血	未一针见血-10	
	5	穿刺后做好二松（拳、止血带）	少一项-3	
	4	注射速度适宜，拔针方法正确	少一项-2	
	2	关心患者，注意身心反应		
	4	动作轻巧稳重，妥善放置用过物品	少一项-2	
操作后	3	整理患者单位，妥善安置患者		
	2	整理用物，洗手，记录	不整理-2，不洗手-2，不记录-5	
整体质量	10	操作熟练、步骤正确 动作准确、轻巧敏捷 态度友好、语言规范 无菌观念强	熟练程度差、步骤混乱各-3 动作迟缓-3 态度生硬、沟通欠缺各-2 严重违反无菌操作原则视为不及格	
时间	5	全过程10分钟	每超1分钟-1	
			总扣分：	
			得分：	

第二节　动脉穿刺注射法

一、目 的 要 求

1. 熟悉动脉注射的目的,常用部位及选择血管的原则与方法。
2. 掌握动脉注射的操作方法。
3. 掌握动脉注射失败的常见原因及处理方法。
4. 做到严格查对、无菌操作、遵循注射原则,爱护患者。

二、教 学 内 容

(一) 目的

1. 加压输入血液,以迅速增加有效血容量,用于抢救重度休克,尤其是创伤性休克患者。
2. 注入造影剂,用于施行某些特殊检查,如脑血管影、下肢动脉造影等。
3. 注射抗癌药物作区域性化疗,如头面部疾患采用颈总动脉;上肢疾患采用锁骨下动脉;下肢疾患采用股动脉。

(二) 操作方法

1. 评估　患者病情,确定是否需要施行动脉注射,以及所用药物的预期疗效和可能的不良反应。
2. 计划　用物准备:注射盘、合适的注射器、6~8 号针头、砂袋、无菌纱布、无菌手套与无菌治疗巾等。若做治疗、检查,另备药液、注射卡。
3. 实施　操作流程:评估、备物、备药→查对、解释→充分暴露穿刺部位→常规消毒皮肤,戴手套或消毒左手食指和中指定位→固定→穿刺→注射药液→拔针→局部加压止血5~10 分钟→核对、签名,感谢合作→整理用物、洗手。

操作流程	要点说明
核对医嘱、正确抽吸药液,查、解、问、评估	根据医嘱严格执行查对制度和无菌原则,确认患者
协助患者取适当体位,暴露穿刺部位	桡动脉穿刺点位于掌侧腕关节上 2cm 处(图 20-1)
选择动脉,消毒、再次排尽空气	(1) 常规消毒皮肤,范围大于 5cm (2) 常规消毒左手食指和中指或者戴无菌手套定位(图 20-2),铺无菌孔巾

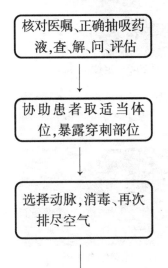

再次核对	操作中核对,保证将正确的药物给予正确的患者
穿刺	用左手示指和中指固定所选动脉,另一手持注射器,垂直刺入动脉(股动脉多用)或与动脉走向呈40°角刺入(图20-3)
缓慢注入药液	见有鲜血涌进注射器时,即以一手固定好穿刺针,同时用另一手以尽可能快的速度推注药液
拔针、按压	注射毕,以棉签按压穿刺点,迅速拔出针头,局部用无菌纱布按压5~10分钟(图20-4)
第三次核对	再次严格执行查对制度;操作后查对
清理用物、整理床单位,洗手,记录	记录注射的时间、药物的名称、患者的反应等

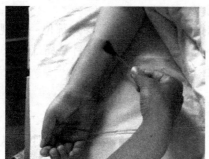

图 20-1 消毒

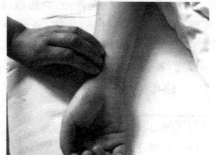

图 20-2 定位

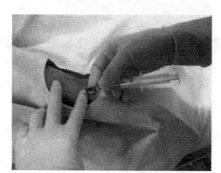

图 20-3 注射器刺入动脉

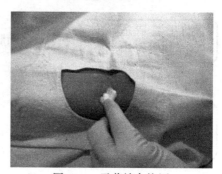

图 20-4 无菌纱布按压

(三) 注意事项

1. 严格执行无菌技术,以防感染。

2. 有出血倾向者,谨慎应用。

3. 拔针后局部用纱布或棉球压迫止血,压迫后仍出血不止者,则需加压包扎至完全止血,以防形成血肿。

三、检　测　题

1. 简述注射原则。

2. 拔针后为什么局部要用纱布或棉球压迫止血5~10分钟?

附:评 分 标 准

项目	分值	内　　容	扣分细则	扣分
着装 仪表	5	衣服、鞋帽、口罩符合要求 修剪指甲、洗手、戴口罩 态度认真、仪表稳重、待人礼貌	衣服、鞋帽、口罩不合要求各-1 未剪指甲、未洗手各-2 态度、仪表不合要求各-2	
操作前 准备	5	环境清洁、安静、舒适 备齐用物、放置合理	少一项-2	
用物 准备	10	注射盘、合适的注射器、6~8号针头、砂袋、无菌 　纱布。无菌手套与无菌治疗巾等。若做治疗, 　另备药液	少一项-2	
操作 步骤	5	按医嘱查对并检查药液质量	少一项-3	
	5	吸取药液方法正确无污染	少一项-3	
	5	核对并确认患者、患者体位合适、注意保暖	少一项-3	
	5	正确消毒皮肤、待干	少一项-3	
	5	二次核对、排气	少一项-3	
	5	消毒术者示指和中指或戴无菌手套	少一项-3	
	5	触摸动脉搏动最明显处固定动脉于两指间	少一项-3	
	10	穿刺角度和深度合适	少一项-3	
	5	判断动脉回血、固定穿刺针、缓慢注药且剂量准确	反复穿刺不见血-5	
	5	迅速拔针、无菌纱布局部加压止血	压迫不好-5	
	5	再次核对、交代注意事项		
操作后	3	整理患者单位,妥善安置患者		
	2	整理用物		
终末质 量标准	10	操作熟练、步骤正确 动作准确、轻巧敏捷 态度友好、语言规范 无菌观念强	熟练程度差、步骤混乱各-3 动作迟缓-3 态度生硬、沟通欠缺各-2 严重违反无菌操作原则视为不及格	
时间	5	全过程10分钟	每超1分钟-1	
			总扣分:	
			得分:	

第二十一章　雾化吸入法

第一节　目的要求

1. 熟悉雾化吸入器的结构及原理。
2. 熟悉雾化吸入的常用药物及目的。
3. 正确掌握氧气雾化吸入的操作方法。

第二节　教学内容

一、目　的

1. 湿化患者气道。
2. 控制呼吸道感染。
3. 改善通气功能。
4. 预防呼吸道感染。

二、操作方法

（一）评估

1. 患者的病情、治疗情况、用药史，了解所用药物的药理作用、治疗目的。
2. 患者的意识状态、心理状态及合作程度。
3. 患者呼吸状况，呼吸道是否感染、通畅，有无支气管痉挛、呼吸困难、呼吸道黏膜水肿、痰液等。
4. 患者对治疗计划的了解程度。

（二）计划

1. 预期结果
（1）患者能说出雾化吸入法的目的并能配合操作。
（2）患者能够及时顺利排痰。
（3）患者的呼吸道感染症状得到控制和通气功能得到改善。
2. 用物准备　超声波雾化器、治疗巾内备螺纹管、口含嘴（或面罩）、吸水管、盛少量冷开水的治疗碗；治疗巾外备毛巾、弯盘、注射器、量杯、按医嘱准备的药液。雾化吸入器、药物、射流式雾化器装置一套（湿化瓶不放水）。

（三）实施

操作流程:

1. 超声雾化吸入法　评估患者→备物→检查雾化器→连接雾化器主件与附件→水槽内加入冷蒸馏水→将药液注入雾化器→核对→协助患者取舒适体位、漱口→打开电源开关→调节时间、雾量→戴好面罩或将口含嘴含好→指导患者紧闭双唇深呼吸→药液喷完,取出面罩或将口含嘴→关闭电源开关→擦净面部→助患者取舒适体位,感谢合作,处理用物→洗手,记录。

操作流程	要点说明
评估患者,备物	
检查雾化器	使用前检查雾化器各部件是否完好,有无松动、脱落等异常情况
连接雾化器主件与附件	
水槽内加入冷蒸馏水	（1）水量视不同类型的雾化器而定,要求浸没雾化罐底部的透声膜 （2）水槽和雾化管内切忌加温水或热水,水槽无水时,不可开机,以免损坏机器
将药液注入雾化器	（1）药液用0.9%氯化钠溶液稀释至30~50ml倒入雾化罐内,检查无漏水后,将雾化罐放入水槽,盖紧水槽盖 （2）水槽底部的晶体换能器和雾化罐底部的透声膜薄而质脆,易破碎,操作中注意不要损坏
核对	
协助患者取舒适体位、漱口,打开电源开关,调节时间、雾量	（1）一般每次定15~20分钟 （2）水槽内必须保持有足够的冷水,如发现水温超过50℃或水量不足,应关机,更换或加入冷蒸馏水 （3）连续使用雾化器时,中间需间隔30分钟

```
┌─────────────────────┐
│ 戴好面罩或将口含嘴含      │
│ 好,指导患者紧闭双唇      │
│ 深呼吸,药液喷完        │
└─────────────────────┘
          │
          ▼
┌─────────────────────┐
│ 取出面罩或将口含嘴,关     │
│ 闭电源开关            │
└─────────────────────┘
          │
          ▼
┌─────────────────────┐
│ 擦净面部,助患者取舒适     │   记录雾化开始时间及持续时间,患者的反应及
│ 体位,感谢合作,处理       │     效果等
│ 用物,洗手,记录         │
└─────────────────────┘
```

2. 氧气雾化吸入法　　备物、检查雾化器、评估→核对、解释、问需要→协助患者取舒适体位、漱口→氧气橡胶管连接雾化器尾部→将药液注入雾化器,调节氧气流量 6~8L/min →指导患者正确使用雾化器→药液喷完,取出雾化器→关闭氧气开关→协助清洁口腔,擦净面部→助患者取舒适体位,整理床单位,感谢合作→清理用物→洗手,记录。

操作流程
要点说明

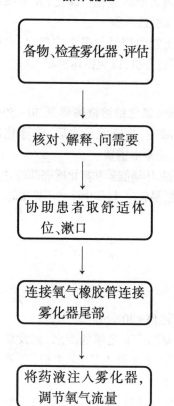

(1) 检查氧气雾化吸入器,遵医嘱将药液稀释至 5ml,注入雾化器的药杯内
(2) 使用前检查雾化吸入器连接是否完好,有无漏气

氧气湿化瓶内勿放水,以免液体进入雾化吸入器内使药液稀释

氧气流量一般为 6~8L/min

```
┌─────────────────┐
│    开始雾化      │        (1) 指导患者手持雾化器,将口含嘴放入口中,紧闭
│ 指导患者正确使用雾│             嘴唇深吸气,用鼻呼气,如此反复,直至药液吸
│    化器          │             完为止
└─────────────────┘        (2) 深长吸气,可使药液充分到达细支气管和肺内,
         │                      屏气 1~2 秒,再轻松呼气,可提高治疗效果
         ↓
┌─────────────────┐
│    结束雾化      │
│ 取出雾化器,关闭氧 │
│    气开关        │
└─────────────────┘
         │
         ↓
┌─────────────────┐
│ 协助清洁口腔,擦净 │
│ 面部,助患者取舒  │
│ 适体位,整理床单  │
│ 位,感谢合作      │
└─────────────────┘
         │
         ↓
┌─────────────────┐
│                 │        (1) 一次性雾化吸入器用后按规定消毒处理备用
│ 清理用物,洗手,记录│        (2) 记录雾化开始时间及持续时间,患者的反应及
│                 │             效果等
└─────────────────┘
```

三、注 意 事 项

1. 护士熟悉雾化器性能,水槽内应保持足够的水量,水温不宜超过 60℃。

2. 注意保护雾化罐底部的透声膜及水槽底部的晶体换能器。

3. 连续使用,中间需间隔 30 分钟。

4. 观察患者痰液排出是否困难,若因黏稠的分泌物经湿化后膨胀致痰液不易咳出时,应予以拍背以协助痰排出,必要时吸痰。

第三节 检 测 题

1. 简述超声波雾化吸入器的构造和作用原理。

2. 氧气雾化吸入时,应调节氧流量为多少?

附:评分标准

超声雾化吸入法

项目	分值	内　　容	扣分细则	扣分
着装仪表	5	衣服、鞋帽、口罩符合要求 修剪指甲、洗手、戴口罩 态度认真、仪表稳重、待人礼貌	衣服、鞋帽、口罩不合要求各-1 未剪指甲、未洗手各-2 态度、仪表不合要求各-2	
用物准备	10	超声波雾化器、治疗巾内备螺纹管、口含嘴(或面罩)、吸水管、盛少量冷开水的治疗碗;治疗巾外备毛巾、弯盘、注射器、量杯、按医嘱准备的	缺一件-1 放置顺序零乱-2	
患者准备	5	评估患者,备用物	未评估-5	
	4	检查雾化器,连接雾化器主件与附件	用前未检查-4	
	10	水槽内加入冷蒸馏水	水量不符合要求或无水开机-10	
	6	将药液注入雾化器	药液未用0.9%氯化钠溶液稀释或注入方法不正确各-4	
	6	核对,解释目的及操作方法	未确认患者-2 未解释-4	
雾化吸入	6	协助患者取舒适体位、漱口	少一项-3	
	2	打开电源开关	顺序颠倒-2	
	4	调节时间、雾量	时间设置错误或雾量未调节各-2	
	3	面罩或口含嘴放置部位适当,患者舒适		
	8	指导患者学会用口吸气,用鼻呼气	未指导或吸入方法错误各-8	
	2	待药液吸完,关闭开关,停止吸入	未关开关-2	
操作后处理	6	整理床单位,帮助患者擦净面部,协助患者取舒适卧位	缺一项-2	
	4	整理用物,用物处理正确	用物不消毒-2	
	4	洗手,记录	未洗手-2 未口述记录内容-2	
整体质量	10	操作熟练、步骤正确 动作准确,轻巧敏捷 态度友好,语言规范	熟练程度差、步骤混乱各-3 动作迟缓-3 态度生硬、沟通欠缺各-2	
时间	5	全过程10分钟	每超1分钟-1	
			总扣分:	
			得分:	

氧气雾化吸入法

项目	分值	内　　容	扣分细则	扣分
着装仪表	5	衣服、鞋帽、口罩符合要求 修剪指甲、洗手、戴口罩 态度认真、仪表稳重、待人礼貌	衣服、鞋帽、口罩不合要求各-1 未剪指甲、未洗手各-2 态度、仪表不合要求各-2	

项目	分值	内　容	扣分细则	扣分
用物准备	10	雾化吸入器、药物、射流式雾化器装置一套(湿化瓶不放水)	缺一件-3 放置顺序零乱-2	
患者准备	5	评估患者,备用物	未评估-5	
	4	检查雾化器,连接雾化器主件与附件	用前未检查-4 漏气-2	
	10	遵医嘱将药液稀释至 5ml,注入雾化器的药杯内	药液未用0.9%氯化钠溶液稀释或注入量不正确各-5	
	6	核对、解释目的及操作方法	未确认患者-2 未解释-4	
雾化吸入	6	协助患者取舒适体位、漱口	少一项-3	
	6	连接氧气橡胶管,连接雾化器尾部	漏气-2 氧气湿化瓶内放水-4	
	6	调节氧气流量(一般为 6~8L/min)	流量不对-6	
	2	口含嘴放置部位适当,患者舒适		
	10	指导患者正确使用雾化器:紧闭嘴唇深吸气,用鼻呼气;深长吸气,屏气 1~2 秒,再轻松呼气,如此反复	未口述吸入方法或口述方法错误各-10	
	4	待药液吸完,先关闭氧气小开关,在关闭氧气大开关,停止吸入	顺序错误-2	
操作后处理	2	协助清洁口腔,擦净面部	缺一项-1	
	4	助患者取舒适体位,整理床单位	缺一项-2	
	2	整理用物,用物处理正确	用物不消毒-2	
	3	洗手,记录	未洗手-2 未口述记录内容-2	
整体质量	10	操作熟练、步骤正确 动作准确,轻巧敏捷 态度友好、语言规范 患者感觉舒适	熟练程度差、步骤混乱各-3 动作迟缓-3 态度生硬、沟通欠缺各-2	
时间	5	全过程 7 分钟	每超 1 分钟-1	
			总扣分:	
			得分:	

第二十二章 皮肤试验液的配制

第一节 目的要求

1. 掌握常用药物皮内试验的标准剂量。
2. 掌握常用皮试液的配制方法。
3. 做到操作规范、准确、熟练。

第二节 教学内容

一、目 的

1. 准确配制常用药物皮内试验液体。
2. 学会浓度与剂量的换算。

二、操 作 方 法

（一）评估

1. 物品准备情况。
2. 环境准备情况。
3. 护士准备情况。

（二）计划

1. 预期结果
（1）准确配制皮试液。
（2）严格无菌操作。
2. 用物准备　0.5%碘伏溶液、70%乙醇溶液、棉签、1ml 注射器、2~5ml 注射器、5 号针头、6 号针头、青霉素钠盐 80 万单位、0.9%氯化钠溶液 10ml、0.1%盐酸肾上腺素溶液、弯盘、砂轮、胶布、剪刀、笔、表。

（三）实施

操作流程：评估、备物、备药→洗手、戴口罩→查对→根据不同皮试液的浓度，逐步配液→套上针头外套，注明皮试药液药名→整理。

操作流程	要点说明

评估、备物、备药

（1）评估患者的过敏史及家族过敏史,如有过敏史者应停止该项试验
（2）评估患者的病情、治疗情况、用药情况
（3）凡初次用药、停药 3 天后再用,以及在应用中更换青霉素批号时,均须按常规做过敏试验

洗手、戴口罩

查对

检查药液、0.9%氯化钠溶液的质量及有效期,检查注射器、针头的包装及有效期

根据不同皮试液的浓度,逐步配液

（1）青霉素过敏试验前仔细询问患者的用药史、药物过敏史及家族过敏史
（2）青霉素皮试液浓度:200~500U/ml
　　链霉素皮试液浓度:2500U/ml
　　破伤风抗毒素皮试液浓度:150U/ml
　　普鲁卡因皮试液百分比浓度:0.25%
　　先锋霉素Ⅳ皮试液浓度:500μg/ml
（3）备一胶布,写明皮试液的药名、配制时间,标于注射器上

套上针头外套,注明皮试药液药名

整理

将套上针头外套的皮试液置于纱布内,置弯盘内备用

三、注意事项

1. 严格执行查对制度和无菌操作规程。
2. 试验前评估过敏史,若患者对需要注射的药物有过敏史,则不能做皮试,应和医生取

得联系,更换其他药物。

3. 备齐抢救药物。

4. 确保药液量的准确,每次均需摇匀。

5. 皮试液必须现配现用。

6. 密切观察病情变化及用药后的反应。

第三节 检 测 题

1. 青霉素为什么会引起过敏反应,其临床表现如何?为什么把盐酸肾上腺素作为抢救过敏性休克的首选药?

2. 血管活性介质组胺有哪些作用?

3. 填写下表22-1。

表 22-1 皮肤试验液相关数据

项目	PG	SM	TAT	Procaine
皮试液浓度(1ml)				
皮试剂量(0.1ml)				
阳性结果				

附:评 分 标 准

项目	分值	内 容	扣分细则	扣分
着装仪表	5	衣服、鞋帽、口罩符合要求 修剪指甲、洗手、戴口罩 态度认真、仪表稳重、举止大方	衣服、鞋帽、口罩不合要求各−1 未剪指甲、未洗手各−2 态度、仪表不合要求各−2	
用物准备	10	0.5%碘伏溶液、70%乙醇溶液、棉签、1ml注射器、2~5ml注射器、5号针头、6号针头、80万U的注射用青霉素钠、10ml的0.9%氯化钠溶液、0.1%盐酸肾上腺素溶液、弯盘、砂轮、胶布、剪刀、笔、表	用物缺一件−2 放置顺序错误各−1 一项不符合要求−1	
操作前准备	10	评估、核对、检查	未评估−3 未核对医嘱−3 未检查药物或注射器的有效期、质量各−2	
皮试液的配制	4	10ml的0.9%氯化钠溶液核对、检查后用碘伏棉签消毒、砂轮划痕、碘伏棉签再次消毒后掰开备用	不核对、未检查各−2 未消毒两遍−2	
	4	注射用青霉素钠核对、检查后开启中心铝盖,碘伏棉签消毒两次后备用	不核对、未检查各−2 未消毒两遍−2	
	10	5ml注射器检查有效期、质量后,从安瓿中抽吸0.9%氯化钠溶液4ml,注入青霉素钠的小密封瓶中将药物稀释,同时抽出4ml的气体,维持小密封瓶内外压力平衡	不检查−2 从大安瓿中抽吸药液方法错误−3 抽吸剂量错误−3 未同时抽出气体−2	

续表

项目	分值	内　容	扣分细则	扣分
皮试液的配制	15	用1ml的注射器取上液0.1ml加0.9%氯化钠溶液至1ml,每毫升含2万单位	注射器错误-5 剂量错误-5 未摇匀-5	
	10	用1ml的注射器再取上液0.1ml加0.9%氯化钠溶液至1ml,每毫升含2000单位	剂量错误-5 未摇匀-5	
	10	用1ml的注射器第三次取上液0.25ml加0.9%氯化钠溶液至1ml,每毫升含500单位	剂量错误-5 未摇匀-5	
操作后处理	4	套上针头外套,注明皮试药液药名	缺一项-2	
	3	整理用物,将配好的皮试液置弯盘内备用	缺一项-2	
整体质量	10	操作熟练、步骤正确 动作准确,轻巧敏捷 无菌观念强	熟练程度差、步骤混乱各-3 动作迟缓-3 严重违反无菌操作原则视为不及格	
时间	5	全过程7分钟	每超1分钟-1	
			总扣分:	
			得分:	

第二十三章 静脉输液法

第一节 目的要求

1. 了解静脉输液的原理。
2. 掌握静脉输液的方法。
3. 掌握静脉输液的故障排除及患者反应的处理。
4. 做到态度认真,查对准确,操作规范、熟练,爱护患者。

第二节 教学内容

一、目 的

1. 补充水分及电解质,预防和纠正水、电解质和酸碱平衡紊乱。
2. 增加循环血量,改善微循环,维持血压。
3. 供给营养物质,促进组织修复,增加体重,维持正氮平衡。
4. 输入药物,治疗疾病。

二、操 作 方 法

(一) 评估

1. 患者的年龄、病情、意识状态及营养等状况。
2. 患者的心理状态及配合程度。

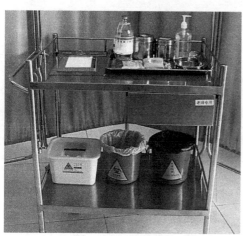

图 23-1 用物准备

3. 患者穿刺部位的皮肤、血管状况及肢体活动度。

(二) 计划

1. 预期结果

（1）患者能理解输液的目的,有安全感,愿意接受。

（2）患者通过输液获得需要的药物和液体。

2. 用物准备（图 23-1） 治疗车上层置治疗盘,内有 0.5% 碘伏溶液、70% 乙醇溶液、不锈钢盅内放备用头皮针头及输液贴、不锈钢盅内放棉签、速干手消毒液、无菌溶液、网袋、输液器、小枕、止血带、血管钳、弯盘、输液卡;治疗车下层置弯盘、锐器盒、医疗垃圾盒、生活垃圾盒。

(三)实施

操作流程:核对医嘱→抄输液卡→持架、卡到床边→查、解、问、评估→备物(含检查、准备药液、写瓶签)→推车至床边→查、解、问→选血管→移(备)架→插管→再次核对→挂液、排气→碘伏消毒→备输液贴→扎止血带→再次消毒→再次排气(对光检查下端管气泡)→嘱握拳→进针、见回血再进少许→三松(止血带、拳、调节器)→胶布固定→调节滴速→撤止血带、整理床单位→洗手、签卡→第三次核对、挂卡→交代注意事项,感谢合作→处理用物→洗手,签医嘱。

操作流程	要点说明
核对医嘱、抄输液卡、查、解、问、评估	(1)根据医嘱严格执行查对制度 (2)评估患者:病情、药物过敏史、意识状态、心理状态、注射部位的皮肤及血管状况
填写、粘贴输液卡	注意输液卡勿覆盖输液瓶原有的标签
再次核对	操作前核对,保证将正确的药物给予正确的患者
选择静脉、移(备)输液架、插输液器	(1)选择粗直、弹性好、易于固定的静脉,避开关节和静脉瓣。如需长期进行静脉输液者,应有计划地由小到大,由远心端到近心端选择静脉检查输液器是否过期,包装有无破损 (2)插管时注意保持无菌
再次核对、挂液、排气	(1)严格执行查对制度 (2)排尽空气 (3)高度适中,保证液体压力超过静脉压 (4)输液前排尽输液管及针头内的气体,防止发生空气栓塞。如茂菲滴管下端的输液管内有小气泡不易排除时,可以轻弹输液管,将气泡弹至滴管内

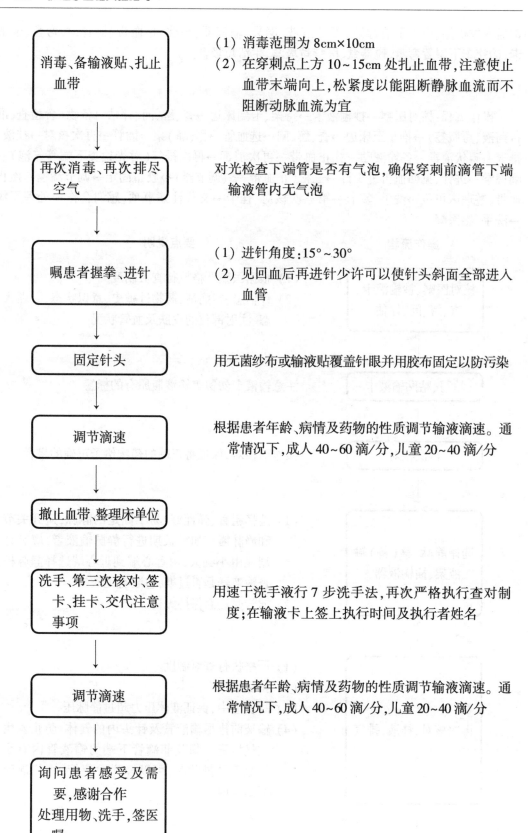

消毒、备输液贴、扎止血带
(1) 消毒范围为 8cm×10cm
(2) 在穿刺点上方 10~15cm 处扎止血带，注意使止血带末端向上，松紧度以能阻断静脉血流而不阻断动脉血流为宜

再次消毒、再次排尽空气
对光检查下端管是否有气泡，确保穿刺前滴管下端输液管内无气泡

嘱患者握拳、进针
(1) 进针角度：15°~30°
(2) 见回血后再进针少许可以使针头斜面全部进入血管

固定针头
用无菌纱布或输液贴覆盖针眼并用胶布固定以防污染

调节滴速
根据患者年龄、病情及药物的性质调节输液滴速。通常情况下，成人 40~60 滴/分，儿童 20~40 滴/分

撤止血带、整理床单位

洗手、第三次核对、签卡、挂卡、交代注意事项
用速干洗手液行 7 步洗手法，再次严格执行查对制度；在输液卡上签上执行时间及执行者姓名

调节滴速
根据患者年龄、病情及药物的性质调节输液滴速。通常情况下，成人 40~60 滴/分，儿童 20~40 滴/分

询问患者感受及需要，感谢合作
处理用物、洗手，签医嘱

三、注意事项

1. 严格执行无菌操作和查对制度。

2. 根据病情需要，有计划地安排输液顺序；如需加入药物，应合理安排，以尽快达到输液目的，注意配伍禁忌。

3. 需长期输液者，要注意保护和合理使用静脉，一般从远端小静脉开始。

4. 输液前应排尽输液管及针头内空气，药液将滴完要按需及时换溶液或拔针。

5. 输液过程中应加强巡视，耐心听取患者的主诉，严密观察注射部位皮肤有无肿胀、针头有无脱出、阻塞或移位、针头和输液器衔接是否紧密、输液管有无扭曲受压、输液滴速是否适宜及输液瓶内溶液量等，及时记录。

第三节　检　测　题

1. 如何合理安排输入溶液的顺序？补钾时应注意哪四不宜，为什么？

2. 输液过程中有可能出现哪几种故障？如何排除这些故障？

3. 静脉留置针输液法的常用封管液有哪些？用量多少？持续时间？

附：评分标准

程序	分值	内　　容	扣分细则	扣分
着装准备	5	衣服、鞋帽、口罩符合要求 修剪指甲、洗手、戴口罩 态度认真、仪表稳重、待人礼貌	衣服、鞋帽、口罩不合要求各-1 未剪指甲、未洗手各-2 态度、仪表不合要求各-2	
用物准备	10	0.5%碘伏溶液、70%乙醇溶液、不锈钢盘内放备用头皮针头及输液贴、不锈钢油膏盅内放棉签、速干手消毒液、无菌溶液、网袋、输液器、小枕、止血带、血管钳、弯盘、输液卡、锐器盒、医疗垃圾盒、生活垃圾盒	缺一件-2 放置顺序零乱-2	
输液前准备	2	护士带输液架至床旁核对床号、姓名，向清醒患者解释输液目的	未核对、未解释各-2	
	2	询问是否排尿、排便	未问所需-2	
	10	核对并检查药物	备错药-10 不核对、检查药液各-2	
	2	启铝盖中心，套网套		
	4	常规消毒。检查输液器，插入瓶内	未消毒、检查各-2 插管污染-2	
	4	将用物携至病员床旁，再次核对床号、姓名	未核对各-2	
	2	挂输液瓶于输液架上		
排气	2	把通气管固定于网袋上		
	5	排气，检查输液管内有无气泡，针头固定好	排气不彻底-4 浪费药液-1	

续表

程序	分值	内　容	扣分细则	扣分
穿刺	2	铺橡胶单、治疗巾于穿刺部位下方		
	2	选择合适的静脉,以手指探明静脉方向及深浅	选择不恰当-2	
	4	穿刺部位碘酒消毒,待干	消毒方法、范围不符合要求各-2	
	2	备好胶布放在治疗盘上		
	2	扎止血带		
	2	再次消毒两遍		
	2	再次排气,对光检查确无气泡		
	8	嘱患者握拳,穿刺,见回血确入血管后松止血带,松拳,松开调节器	未一针见血-5 未三松各扣-3	
	2	见滴液点滴通畅,胶布固定		
	5	调节滴速,成人滴入40~60滴/分,儿童滴入20~40滴/分。根据患者的年龄、病情、药物性质调节滴速。对年老体弱、婴幼儿、心肺肾功能不良者速度宜慢,脱水严重、心肺功能良好者速度宜快,但高渗盐水、含钾药物、升压药等速度宜慢	口述一项不正确-2 滴速不准确-3	
操作后处理	2	操作后核对,挂好输液卡,安置患者于舒适卧位,盖好盖被		
	2	告之患者注意事项		
	2	清理物品归还原处,洗手		
整体质量	10	操作熟练、步骤正确 动作准确,轻巧敏捷 态度友好,语言规范 无菌观念强	熟练程度差、步骤混乱各-3 动作迟缓-3 态度生硬、沟通欠缺各-2 严重违反无菌操作原则视为不及格	
时间	5	全过程10分钟	每超1分钟-1	
			总扣分:	
			得分:	

第二十四章　徒手心肺复苏术

第一节　目的要求

1. 掌握呼吸、心跳停止的判断标准。
2. 正确进行心肺复苏。
3. 树立急救观念,动作迅速有效。

第二节　教学内容

一、目　　的

1. 通过实施 CPR,促进建立患者循环、呼吸功能。
2. 保证重要脏器的血液供应。

二、适　应　证

由于外伤、疾病、中毒、意外低温、淹溺、电击等原因导致呼吸、心跳停止者。

三、操　作　方　法

(一) 评估

1. 患者意识　拍打、摇动或大声呼唤患者。
2. 患者有无呼吸　面颊贴近患者口鼻部,感觉呼气有无空气溢出并进行胸部视诊,胸部有无起伏。
3. 患者大动脉搏动　颈动脉有无搏动。
4. 患者有无颈椎或腰椎骨折。
5. 患者心跳呼吸停止的原因。

(二) 计划

1. 预期结果
(1) 4 分钟内建立人工循环。
(2) 患者能恢复自主呼吸、心跳。
(3) 患者无肋骨骨折。

（三）实施

操作流程：见一人倒在地上→跑步来到此人旁边→在距离此人 2~3m 远处停下→判断周围环境（看上：观察上面是否有坠落物掉下；看下：地上有无电线、铁钉、玻璃、水迹等；看周围：周围有无斜倒物体等）→（举手报告）环境安全 →来到此人身旁呼叫 →阿姨，怎么啦？阿姨，怎么啦？→按压人中 3 秒钟→向周围人呼叫→"来人啊！有人倒地了，赶快拨打 120，还有谁能过来帮我一下"→将此人置于适当位置→解开此人领带、衣扣→检查头颈有无损伤→将此人头部偏向一侧（面向自己）→清除口鼻分泌物、义齿等→将头部摆正→打开气道→判断自主呼吸数 5 秒钟（一看、二听、三感受）→（报告）患者没有自主呼吸，给予人工呼吸→打开气道口对口吹气 2 口（口包住患者口）→判断循环→将右手食指中指放在患者喉结旁开 2~3cm 处→数 10 秒钟→（报告）患者没有循环征象，给予胸外心脏按压（必要时可先行心前区捶击除颤 1 次，捶击高度不能大于 30cm）→定胸外心脏按压位置（用右手食指和中指沿患者肋缘向上滑行至胸骨下切迹上 2 横指）→双手互扣→手指上翘→以掌跟接触胸骨→肘关节伸齐，身体微向前倾→双膝靠近患者跪地→打开与肩同宽→肩、肘、腕成一直线→以身体重量垂直下压→口对口人工呼吸和胸外心脏按压 5 个回合后，判断复苏效果［比例：30∶2；共 5 个回合，判断复苏效果。即吹 6 次气（6×2），按压 5 次（5×30，时间约 2 分钟）］。

按压深度：成人 4~5cm，小儿胸廓的 1/3~1/2 厚度。

频率：成人为 100 次/分；1~8 岁为 110~120 次/分，1 岁以下为 130~140 次/分。

按压与放松时间相等。

操作流程	要点说明
判断周围环境，判断患者意识，按压人中	迅速使患者脱离危险环境，转移到安全场所拍打患者肩部，大声呼喊："你怎么了？"
呼救或打电话到急救中心	（1）"来人啊！有人倒地了，赶快拨打 120，还有谁能过来帮我一下" （2）解松衣领和裤带
安置体位	（1）将患者仰卧于平坦的地面 （2）去枕仰卧位，头、颈、躯干无扭曲，双上肢放置身体两侧
开放气道	（1）清除患者口中异物和呕吐物（按需做，有活动义齿者应取下） （2）手法开放气道（仰头抬颏法、托颌法和仰头抬颈法）

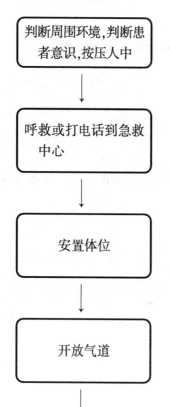

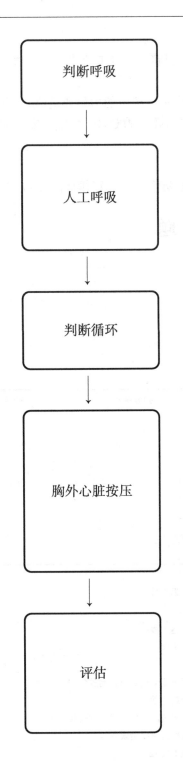

判断呼吸

(1) 看胸腹部是否有呼吸起伏,听患者口鼻有无出气声,感觉面颊部有无气体吹拂感
(2) 时间<5 秒

人工呼吸

(1) 以拇指、食指捏住患者鼻,嘴完全包住患者的口向患者的口吹气 2 次
(2) 每次吹气时间在 1 秒以上,并见到胸部起伏
(3) 潮气量:500~600ml
(4) 频率:10~12 次/分

判断循环

(1) 首选颈动脉:用示指、中指指端先触及气管正中,男性可先触及喉结,然后滑向颈外侧气管与肌群之间的沟内
(2) 时间<10 秒

胸外心脏按压

(1) 按压部位:胸骨中、下 1/3 交界处
(2) 双手互扣、手指上翘,掌根接触胸骨
(3) 肘关节伸直,身体微向前倾
(4) 双膝靠看患者跪地,打开与肩同宽
(5) 肩、肘、腕成一直线、以身体的重量垂直下压
(6) 按压与放松时间比 1∶2
(7) 成人频率:100 次/分
(8) 按压深度:成人约 3~5cm

评估

(1) 成人胸外心脏按压与人工呼吸比 30∶2
(2) 口对口人工呼吸和胸外心脏按压 5 个回合后,判断复苏效果
(3) 复苏有效指针:患者意识恢复;瞳孔由大变小;面色(口唇、甲床)由发绀转红润;大动脉搏动恢复;自主呼吸恢复

四、注意事项

1. 心肺复苏力争在心跳骤停 4~6 分钟内进行。

2. 吹气时间超过 1 秒,通气适当的指征是看到患者胸部起伏并于呼气时听到及感到有气体逸出。

3. 操作前先清除患者口腔及咽部的分泌物或堵塞物。

4. 有义牙者应取下义齿。遇舌后坠的患者,应用舌钳将舌拉出口腔外,或用通气管吹气。

5. 胸外按压的部位不宜过低,以免损伤肝、脾、胃等内脏。按压的力量要适宜,过猛过大,会使胸骨骨折,带来气胸血胸。按压力过轻,形成的胸腔压力过小,不足以推动血液循环。

6. 心脏按压必须同时配合人工呼吸。

7. 复苏抢救过程中需要更换操作者时,动作应尽量迅速,勿使按压停歇时间超过5~7秒。

第三节 检 测 题

1. 如何判断呼吸、心搏骤停?
2. 简述胸外心脏按压的部位和定位方法。
3. 简述复苏有效的指针。

附:评 分 标 准

项目	分值	内 容	扣分细则	扣分
开放气道	20	判断环境是否安全;大声呼唤、拍肩部;按压人中穴或合谷穴	缺一项-1	
		高声呼救;叫来人准备急救物品	缺一项-1	
		去枕、仰卧位(平放地面);解开患者衣服	缺一项-1	
		头侧向一边;用手指清理口鼻腔;动作轻柔、快速	缺一项-1	
		压头抬颏动作标准;动作轻柔、一次到位;下巴及耳郭联线与地面垂直;始终保持头后仰姿势;<20秒(从大声呼唤开始)	缺一项-2 时间每延迟1秒-1	
口对口人工呼吸	25	一看;二听;三感受;5秒内完成	缺一项-1 时间每延迟1秒-1	
		吹气时捏闭鼻孔;包住嘴无漏气声;吹气达标(700~1000ml);换气时松开捏鼻;嘴唇离开患者嘴;5秒完成两口气	缺一项-4 时间每延迟1秒-1 吹气错误1次-2	
胸外心脏按压	40	触摸颈动脉部位正确;动作标准、到位;触摸单侧颈动脉;5秒钟内完成	部位错误-2 动作不标准或触摸双侧颈动脉各-1 时间每延迟1秒-1	
		按压部位:定位动作标准、到位;按压部位正确(胸骨正中线、胸骨下切迹上二横指上)	按压部位或按压姿势或用力方式或按压频率或按压深度错误各-4	
		按压姿势:按压姿势轻松美观;双臂须绷直、肘关节不得弯曲;双臂与患者胸臂垂直;双手重叠、十指交扣	按压错误1次-2	
		用力方式:平稳、不得冲击式按压;规律、按压与放松等时;放松不离胸臂位置		

续表

项目	分值	内　　容	扣分细则	扣分
胸外心脏按压	40	按压频率:大声数数掌握按压节律;按压频率100次/分 按压深度:下陷4~5cm 按压/吹气比例正确30∶2;每组操作完成五个周期 交替动作流畅、紧凑<2秒	 比例错误每周期-2 动作不紧凑-2,超时每次扣-1	
动态评估	10	头1组操作(按压/吹气5个周期)检查一次,以后每隔3~5分钟检查一次 检查意识状态及各种反射;检查双侧瞳孔;检查自主呼吸;检查颈动脉搏动;检查周围循环	未检查-3 漏检1次-1 缺一项-1	
时间	5	全过程5分钟	每超1分钟-1	
			总扣分:	
			得分:	

第二十五章 洗胃法

第一节 目的要求

1. 熟悉洗胃法的适应证及禁忌证。
2. 掌握正确的洗胃方法。
3. 熟悉各种药物中毒的灌洗溶液及禁忌药物。
4. 做到态度认真,操作正确、熟练,爱护患者,保证患者安全。

第二节 教学内容

一、目 的

1. 解毒。
2. 减轻胃黏膜水肿。
3. 手术或某些检查前的准备。

二、适 应 证

非腐蚀性毒物,如有机磷、安眠药、重金属类、生物碱及食物中毒等。

三、常用洗胃溶液的临床应用

常用洗胃溶液的临床应用及禁忌见表 25-1

表 25-1　常用洗胃溶液的临床应用及禁忌

毒物	洗胃溶液	禁忌药物
敌敌畏	2%~4%碳酸氢钠溶液,1%的盐水溶液,1:15 000~1:20 000 高锰酸钾溶液	
乐果	2%~4%碳酸氢钠溶液	高锰酸钾溶液
美曲膦酯(敌百虫)	1%的盐水溶液或清水,1:15 000~1:20 000 高锰酸钾溶液	碱性药物
巴比妥类(安眠药)	1:15 000~1:20 000 高锰酸钾溶液,硫酸钠导泻	硫酸镁
灭鼠药(抗凝血类)	催吐、温水洗胃、硫酸钠导泻	碳酸氢钠溶液

四、操 作 方 法

(一) 评估

1. 患者目前的医疗、护理诊断、治疗原则及洗胃的原因。

2. 患者的意识状态、生命体征、合作程度、心理。

(二) 计划

1. 预期结果

(1) 胃内容物被洗出时,上消化道通畅、症状改善。

(2) 清醒患者能予以配合,有安全感。

(3) 食管未发生机械性损伤。

2. 用物准备

(1) 口服催吐法:治疗盘内置量杯、压舌板、水温计、弯盘、塑料围裙或橡胶单(防水布);洗胃溶液:根据毒物性质准备拮抗性溶液,毒物性质不明时可备温开水或等渗盐水,量10 000~20 000ml;水桶2只(一只盛洗胃液,一只盛污水);必要时备洗漱溶液。

(2) 漏斗胃管胃管洗胃法:治疗盘内置无菌洗胃包(内有胃管、镊子、纱布)、塑料围裙或橡胶单、治疗巾、棉枝、弯盘、胶布、水温计、液体石蜡、量杯,必要时备无菌压舌板、张口器、牙垫、舌钳置于治疗碗内、检验标本容器或试管、毛巾;洗胃溶液;水桶2只;漏斗洗胃管。

(3) 电动吸引器洗胃法:另备电动吸引器、Y型管、止血钳、输液架、输液瓶、输液导管。

(4) 全自动洗胃机洗胃法:另备全自动洗胃机。

(三) 实施

操作流程:

1. 口服催吐法　嘱患者自饮大量洗胃液,然后吐出,必要时可用压舌板压其舌根,反复进行,直至吐出的液体澄清无味为止。

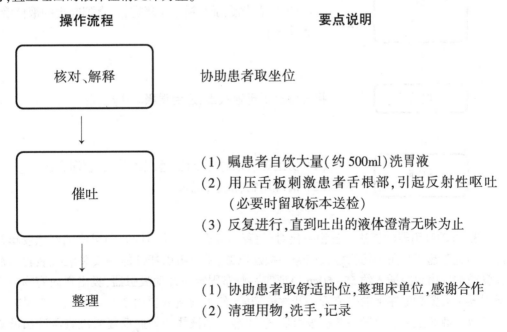

<table>
<tr><th>操作流程</th><th>要点说明</th></tr>
<tr><td>核对、解释</td><td>协助患者取坐位</td></tr>
<tr><td>催吐</td><td>(1) 嘱患者自饮大量(约500ml)洗胃液
(2) 用压舌板刺激患者舌根部,引起反射性呕吐
　　(必要时留取标本送检)
(3) 反复进行,直到吐出的液体澄清无味为止</td></tr>
<tr><td>整理</td><td>(1) 协助患者取舒适卧位,整理床单位,感谢合作
(2) 清理用物,洗手,记录</td></tr>
</table>

2. 漏斗胃管洗胃法　备物→核对、解释→取合适卧位→围好围裙或铺好橡胶单及治疗巾→置弯盘于口角→污物桶置床旁→石蜡油润滑胃管前端→由口腔插入约55~60cm→证

实→胶布固定→置漏斗低于胃部水平位置→挤压橡胶球,抽尽内容物→举漏斗高于头部 30~50cm→缓缓倒入洗胃液 300~500ml→当漏斗内余少量溶液时,速将漏斗降低于胃部水平以下,倒入污水桶→如此反复灌洗直至洗出液澄清无味为止→洗胃完毕,反折胃管→拔管→协助患者漱口、洗脸→嘱患者卧床休息→整理床单位,感谢合作,清理用物→记录。

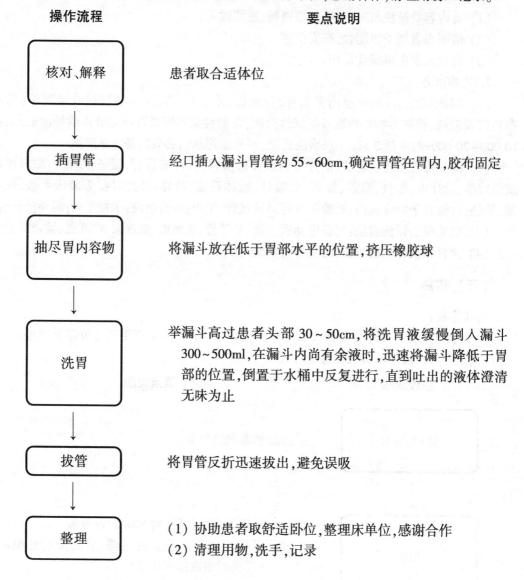

操作流程 | 要点说明

核对、解释
患者取合适体位

插胃管
经口插入漏斗胃管约 55~60cm,确定胃管在胃内,胶布固定

抽尽胃内容物
将漏斗放在低于胃部水平的位置,挤压橡胶球

洗胃
举漏斗高过患者头部 30~50cm,将洗胃液缓慢倒入漏斗 300~500ml,在漏斗内尚有余液时,迅速将漏斗降低于胃部的位置,倒置于水桶中反复进行,直到吐出的液体澄清无味为止

拔管
将胃管反折迅速拔出,避免误吸

整理
(1) 协助患者取舒适卧位,整理床单位,感谢合作
(2) 清理用物,洗手,记录

3. 电动吸引器洗胃法 备物→核对、解释→取合适卧位→围好围裙或铺好橡胶单及治疗巾→置弯盘于口角→污物桶置床旁→接通电源,检查吸引器性能→安装灌洗装置→润滑胃管前端→由口腔插入约 55~60cm→证实→胶布固定→开动吸引器,吸出胃内容物→关闭吸引器→夹紧贮液瓶上的引流管→开放输液管,使溶液流入胃内 300~500ml→夹紧输液管→开放贮液瓶上的引流管→开动吸引器,吸出灌入的液体→如此反复灌洗直至洗出液澄清无味为止→洗胃完毕,反折胃管→拔管→协助患者漱口、洗脸→嘱患者卧床休息→整理床单位,感谢合作,清理用物→记录。

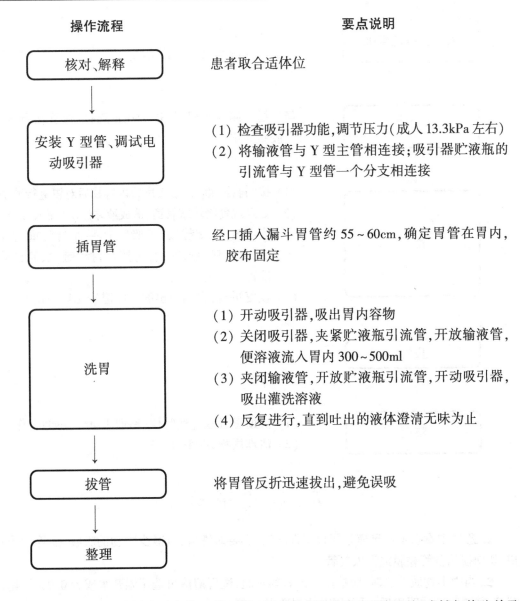

操作流程　　　　　　　　　　　　要点说明

核对、解释　　　　患者取合适体位

安装 Y 型管、调试电动吸引器
(1) 检查吸引器功能,调节压力(成人 13.3kPa 左右)
(2) 将输液管与 Y 型主管相连接;吸引器贮液瓶的引流管与 Y 型管一个分支相连接

插胃管　　　　经口插入漏斗胃管约 55~60cm,确定胃管在胃内,胶布固定

洗胃
(1) 开动吸引器,吸出胃内容物
(2) 关闭吸引器,夹紧贮液瓶引流管,开放输液管,便溶液流入胃内 300~500ml
(3) 夹闭输液管,开放贮液瓶引流管,开动吸引器,吸出灌洗溶液
(4) 反复进行,直到吐出的液体澄清无味为止

拔管　　　　将胃管反折迅速拔出,避免误吸

整理

4. 全自动洗胃机洗胃法　备物→核对、解释→取合适卧位→围好围裙或铺好橡胶单及治疗巾→置弯盘于口角→接通电源,检查全自动洗胃机→润滑胃管前端→由口腔插入约 55~60cm→证实→胶布固定→将已配好的洗胃液倒入水桶内→将 3 根橡胶管分别与机器的药管(进胃管)、胃管、污水管(出液管)相连,药管的另一端放入空水桶内,胃管的另一端与已插好的患者胃管相连→充排→洗胃→反冲→洗胃→充排→反复灌洗直至洗出液澄清无味为止→洗胃完毕,反折胃管→拔管→协助患者漱口、洗脸→嘱患者卧床休息→整理床单位,感谢合作,清理用物→记录。

操作流程　　　　　　　　　　　　要点说明

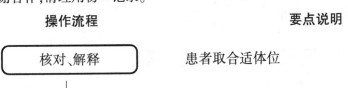

核对、解释　　　　患者取合适体位

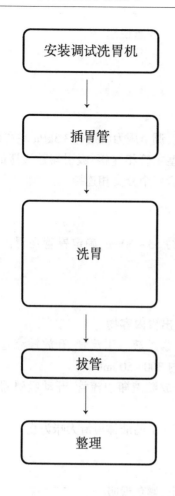

安装调试洗胃机

（1）正确连接橡胶管
（2）检查洗胃机的运转情况

插胃管

经口插入漏斗胃管约 55～60cm，确定胃管在胃内，胶布固定

洗胃

（1）按"自控"键，自动吸出胃内容物后对胃进行冲洗
（2）如发现食物堵塞管道，造成液体流出（流入）缓慢或不流，可交替按"手吸"与"手冲"键，重复冲洗，直至管道通畅后，再按"自控"键，恢复自动洗胃
（3）反复进行，直到吐出的液体澄清无味为止

拔管

整理

（1）协助患者取舒适卧位，整理床单位，感谢合作
（2）清理用物、洗手，记录

五、注意事项

1. 急性中毒患者应迅速采用口服催吐法，必要时洗胃，以减少毒物的吸收，插管动作轻快，切勿损伤食管黏膜或误入气管。

2. 当中毒物质不明时，应抽出胃内容物送验，洗胃溶液可选用温开水或者 0.9% 氯化钠溶液，待毒物性质明确后，再采用对抗剂洗胃。

3. 吞服强酸或强碱等腐蚀性药物禁忌洗胃。

4. 洗胃液温度 25～38℃，每次灌入量 300～500ml 为宜。

5. 为幽门梗阻患者洗胃时，需要记录胃内潴流量，以了解梗阻情况，洗胃宜在饭后 4～6 小时或者空腹进行。

6. 为昏迷患者洗胃，取去枕平卧头偏向一侧，以防误吸而致窒息。

7. 洗胃过程中应该密切观察病情变化，如出现剧烈腹痛，抽出血性液体或出现血压下降等症状，应立即停止洗胃，通知医生。

第三节 检 测 题

1. 胃内容物的排空时间是多少？

2. 简述有机磷农药中毒病发机制。

3. 简述洗胃时常选用的卧位和洗胃容量。

附:评 分 标 准

程序	分值	内　　　容	扣分细则	扣分
着装仪表	5	衣服、鞋帽、口罩符合要求 修剪指甲、洗手、戴口罩 态度认真、仪表稳重、待人礼貌	衣服、鞋帽、口罩不合要求各-1 未剪指甲、未洗手各-2 态度、仪表不合要求各-2	
用物准备	5	自动洗胃机装置完好,安全可靠 治疗盘:有已消毒洗胃管、无菌0.9%氯化钠溶液 　1瓶、无菌纱布、消毒巾、弯盘,必要时备压舌 　板、开口器、舌钳	缺一项-1	
洗胃前准备	10	备齐用物至床旁 向患者或家属解释洗胃的目的和方法 语言柔和,用词恰当 接上电源,打开开关,检查洗胃机 性能,检查连接是否正确 仪器准备完好,体位适当	缺一项-1	
插胃管洗胃	60	摆体位正确 颌下铺巾,置弯盘 润滑胃管,测量胃管长度 插入胃管 判断胃管在胃内位置 固定胃管 适时了解患者反应,及时给予指导 正确调节洗胃机参数 正确选择洗胃液、洗胃液温度、浓度、量适宜 使用洗胃机开始洗胃,步骤正确 停机,步骤正确 拔除胃管 观测、记录	每项操作不当-5	
整理	10	关闭洗胃机 协助患者漱口、洗脸,询问患者感觉、需要,给予嘱 　咐,协助取舒适体位 观察黏膜有无损伤 清理用物,病床单元清洁、整齐	每项操作不当-3 不观察-2	
整体质量	10	操作熟练、步骤正确 动作准确,轻巧敏捷 态度友好,语言规范 应变能力强	熟练程度差、步骤混乱各-3 动作迟缓-3 态度生硬、沟通欠缺各-2 不能灵活应变	
			总扣分:	
			得分:	